「死ぬ瞬間」をめぐる質疑応答

エリザベス・キューブラー・ロス
鈴 木　晶 訳

中央公論新社

目次

「死ぬ瞬間」をめぐる質疑応答

その愛でこの本の出版を可能にしてくれたマニー、ケネス、バーバラに、本書を献げる。

そして、私が必要とするときにいつでもそばにいてくれた友人たちにも、感謝の意を込めて本書を献げたい——ムワリム・イマラ、シェリル・ルービン、マージ・ライオンズ、ロザリー・モンテレオーネ、アレキシオ修道会のふたりの友、フランクとゲイリー、そしてジョー・ベイリーに。

はじめに

私の最初の本『死ぬ瞬間――死とその過程について』が出版されて以来、末期患者とその家族の求めに応えようとする医療関係者、一般の人びと、そしてさまざまな機関の数は増え続けている。

私はこの五年間、臨死患者のケアに関する約七〇〇ものワークショップ、講義、セミナーに関わってきた。それらの集まりには、医療のありとあらゆる分野の人びとが参加していた。医師、聖職者、看護師、ソーシャルワーカー、呼吸療法士、作業療法士、リハビリテーション・ワーカー、救急車の運転手、葬儀屋など。一般の人びともいたが、彼らの多くには愛する者を失った経験があった。彼らはさまざまな疑問を抱え、その答えを求めてやってきたのである。

本書の目的は、とくに多く聞かれた質問のいくつかに答えることである。質問に多少変更を加えた部分もあるが、それはたんに内容を明確にするためである。

このサイズの本では、とてもすべての質問に答えることはできない。いちばん頻繁に聞かれた質問は臨死患者に関するものだったので、本書でも、患者に関する問題に一番多くのページを割いた。次に多かった質問は、医療スタッフに関する質問と、専門分野の壁を越えたチームワークに関するものだった。特殊な問題は、読みやすいように、それぞれ独立した短い章で取り上げた。

「宗教と死後の生」と「喪失感と悲嘆」の章は割愛せざるをえなかった。スペースが足りないということもあるが、これらの質問に答えるのは、私よりもっとふさわしい専門家がいるからだ。

『死ぬ瞬間』もそうだが、本書も、主に大人の患者のみを対象としている。子どもたちに関する質問と回答は、次の『子どもと死について』(仮題)で取り上げるつもりだ。

病院職員の研修プログラム、医学生や他の医療関係者を対象としたセミナー、聖職者のトレーニングセンターなどの数もますます増えている。それらと並んで、本書も、これまで、ともすると死の問題を避けがちだった場所で、この問題がもっと話し合われるようになるための、ひとつの刺激になるかもしれない。そうした場所で死の問題が避けられてきたのは、人びとがこの問題を気にかけなかったからではなく、人生最後の危機に際して出てくる多くの疑問を前にして、誰もが途方に暮れていたためであるから。

1　臨死患者

臨死患者は、自分の病気と最終的な死をなんとか納得できるようになるまでに、多くの段階を通過しなくてはならない。悪い知らせを聞いても、しばらくはそれを否認して、「以前と変わらず健康で丈夫であるかのように」働き続けることもある。診断がまちがっていることを願って、必死の思いで医者から医者へ渡り歩く人もいる。家族に真実を告げないでくれと言う（あるいは家族が本人に隠そうとする）かもしれない。

しかし遅かれ早かれ、患者はその過酷な現実に向き合わなければならない。そのとき、病気に対して「どうして私なのか」といった怒りを示すことが多い。私たちが、そうした「怒り」の段階にある患者を批判するのではなく、支えてあげられれば、つまり彼の苦悶を私たち個人に向けた侮辱だなどと考えたりしなければ、患者はこの段階を通り過ぎて、第三の「取り引き」の段階へと進むことができる。この段階では、神に余命の延長をお願いしたり、これ以上の苦しみを免除してもらえるのならおこないを改めますとか、信仰の道を歩みますと約束したりする。「家の中をきちんと整理」したり、「やり残したことを片づけ」たりして、やっと「これは現実なんだ」と心から納得するようになる。

「抑鬱」の段階では、患者はまず過去に失ったものを悔やんで嘆き、次に外界への興味を失い始める。まわりの人や事物に対する興味が失われていき、しだいに人にも会いたがらなくなり、静かに「準備的悲嘆」の段階を通る。ここで充分悲しませてあげられれば、そして延命措置などが取られず、家族のほうも「静かに逝かせてあげる」ことを理解しているなら、患者は「受容」の段階に到達し、心安らかに死ぬことができる（これら各段階の事例は、拙著『死ぬ瞬間』で詳しく述べた）。

患者、親族、医師、看護師などから出された以下の質問と回答を読むことで、読者のみなさんが患者に共感できるようになり、同様の問題に直面したときに、とまどうことなく対処できるようになればと思う。

患者に告知する

Q　担当医は末期患者にいつ診断を告げるべきでしょうか。

A　診断が確定したらできるだけ早く、病状が深刻であることを患者に知らせなければなりません。ただしすぐに希望を与えなくてはいけません。つまり、どういった治療が可能かをすべて説明するのです。その後はたいてい、患者のほうから詳しいことを聞いてくるのを待ちます。具体的なことを尋ねられたら、正直に率直に答えます。患者に、あなたはもうすぐ死ぬのだとか、末期の状態だとかは言いません。ただ、病状が非常に重いということと、できるだけよい状態になるよう、できるだけの努力をするということだけを話します。

Q　患者に病気が末期の状態であることを話すのは誰の責任なのでしょう。医師ですか、それとも聖職者でしょうか。

A　医師に第一の責任があります。しかし、その仕事を聖職者に委ねることもできます。

Q　すべての末期患者に、死が近いという事実を知らせるべきでしょうか。

A　死が近いということは言うべきではありません。患者に心の準備がないときに、無理やり死に直面させるというのは勧められません。患者には、病気が重篤であると告げるのがいいと思います。患者自身が死とその過程のことを口にするようになったときにはじめてそれに応じ、話や質問を聞いてあげます。でもこちらのほうから患者に死ぬことを話したりして、彼らが死の瞬間まで生きるために必要としているわずかな希望まで摘みとってしまってはいけません。

Q　医師が、病気が末期であることを患者に告知しようとしない場合は、どうしたらいいでしょう。ほかの人が告げた方がいいのでしょうか。もしそうだとしたら、誰が？医師の許可がなくても、告げていいのでしょうか？

A　いえ、医師の許可なしに告げてはいけません。担当医にはっきりと依頼を受けた聖職者、看護師、ソーシャルワーカーなど、または患者の近親者でない限り、そういうことをするのは不適当です。

Q　臨死患者とは、どの時点からをいうのでしょう。また、臨死患者との関係はどの時点から始まるのでしょうか。

A　さまざまな医療関係者が集う「死とその過程についてのワークショップ」では、治癒不能と考えられる病気をもつ患者が入院してきた時点で、その患者との関係はすでに始まっています。しかし、こういった準備はもっと前からされるべきで、子どもや若い人にも死という現実に向き合う教育をしなければならないと思っています。そうすれば、いざ自分が末期の病気になって、やり残したことを片づける時間がわずかしかないというときにも、死を受容するまでの段階をすべて通過しなくてすむのです。限られた命をしっかり直視すれば、まったく違う生き方ができます。

Q　患者の病気が末期であることを、私は知っているけれど、患者の家族がまだ知らされていないというとき、どういう風にふるまっていいかわからず、困ります。患者の死が近いことを家族に知らせるのはごく当然だと思うのですが。それは医師に任せておくべきなのでしょうか。

A　患者は自分の病状がどのくらい深刻であるかを知る権利がありますし、家族にもそのことは知らせるべきだと思います。それをするのは医師の仕事です。もし医師ができないなら、患者や家族は他の病院関係者に聞くのがいいでしょう。病院つきの牧師、司祭、ラビ、あるいは看護師といった人たちに聞くのが普通です。もしこれ以外の病院関係者が家族や患者からじかに質問された場合は、かならず担当の医師に患者や家族の要望を伝えなければなりません。その上で必要があれば、家族に話す仕事を代わりに行なってもいいか尋ねます。

コミュニケーションの難しさ

Q　患者が昏睡状態の場合、医師はベッドの脇で家族と話すよりも、病室の外で話すほうがいいでしょうか。

A　医学生や、エクスターン、インターンには早いうちからこう教えています——昏睡状態の患者も耳が聞こえることが多く、病室内で起こっていることを理解しているのだ、と。私は重病の患者に対して、オープンに正直に接する方がいいと考えていますから、病気の深刻さについて家族に話をするとき、患者が聞いていても構わないと思っています。でも、もし患者に聞かせたくないことを家族に話す場合は、当然、病室の外で、できればほかの人が入ってこない別室に行って話をします。

Q　臨死患者の家族が「そのこと」は本人に絶対に一言もいわないでくれと言う場合、どう対応したらいいでしょう。

A　患者の横に座って二人だけで話をします。そうすると患者は、自分の家族には言えなかったことを話してくれるのです。それから別に時間をとって、家族とだけじっくり話をし、患者がすでに直視している現実に彼らも向き合えるよう手助けをします。

Q　二年ほど前、一人の末期ガンの患者を担当しました。彼女は私に、「私はどのくらい悪いの」「よくなるの」「どういう病気なの」「どうして誰も何も教えてくれないの」と聞くのです。担当の医師にそのことを言うと、彼は大変取り乱して、「僕にどうしろっていうんだ。彼女に『君はもうすぐ死ぬんだ』と言えっていうのか」と、涙を浮かべて言うのです。こんなときどうしたらいいのか教えていただけますか。

A　この医師はとても患者思いですね。患者のことを深く気にかけていて、病気がもう治らないことをひどく苦にしていることがわかります。私なら彼に、気持ちはよくわかる、こういう末期患者を担当するのはさぞつらいことだろうと言ってあげます。それから慎重に言葉を選んで、自分が彼女に話をしても構わないだろうかと聞きます。明らかに彼は自分ではとても冷静に話せないのですから、許可してくれるでしょう。

Q　死についての対話のことをお話しになりましたね。たとえば患者から「自分はなぜ死ぬのだろう」と訊かれたとき、先生なら何と答えますか。

A　わからないと答えます。そして、「あなたの本当に知りたいことは何なのですか」と尋ねます。そうすると患者は、「これまでの人生ずっと働き詰めだった。ようやく引退してのんびりできると思っていたのに、どうして今こんなことになるのだろう」などと言います。あるいは、「子どもたちはまだ高校生にもなっていない。神様がせめてあと数年命を与えてくださり、子どもたちが成人するのを見届けられれば……」などと言うのです。そばに座って聞いてあげると、患者はたいてい自分から話をします。聞いてあげることで、患者は自分の心のうちを表に出すことができるのです。患者に何を言うかをあらかじめ準備して病室に入って行くことはできません。その時々に適切だと思うことを言うだけです。どう言っていいかわからないときには、ただ正直にわからないと言います。

Q　ひどい痛みのことを話したり、しこりを見せたりする患者にはどう対応したらいいでしょう。

A　まず充分な痛み止めを与え、患者がひどい痛みを訴えたりしなくて済むようにします。しこりを見せるというのは、自分がどれほど重い病気でどれほど苦しんでいるかをわかってもらおうとしているのです。明らかに共感を求めているのですから、その気持ちに沿うように努めます。

Q　ずっと親しくしてきた末期患者と話をする場合、自分自身の怖れ、喪失感、別離の悲しみなどについて、正直な気持ちを伝えるべきでしょうか、何でもない様子を演じたりせずに。

A　ええ、そう思います。

Q　死についての話を持ち出すのは、患者がどの段階にあるときが一番いいでしょう。

A　こちらから患者に、死についての話を持ち出したりはしません。患者自身が死とそこに向かう過程について話を始めるまで待つのです。患者が痛みについて話しはじめたら、その話をします。患者が死に対する恐怖を見せるようなら、座って話を聞き、いちばん怖れていることは何ですかと尋ねます。もし彼が、早いうちに葬儀の手配をしたり、遺言を残したいと思っているのなら、反対したりせずに、弁護士を呼んで家のことをきちんとする手伝いをしてあげなさい。

Q　患者の質問に正面から答えられない医師たちのことが気になります。患者が自分はガンではないかと聞いたときに、違うと言わないとしたら、「まだわからない」と答えるしかないでしょう。そのどちらも言わなければ、患者はそれを暗黙のイエスと解釈します。病状がどのくらい進んでいるかも教えてもらえないわけですから、きっとかなりひどいのだろうと思い込み、死期が早まってしまうのではありませんか。

Ａ　不安によって患者の死期が早まるとは思いません。でも患者は何日か眠れないでしょうし、心配したり、思い悩んだり、ますます不安になったりするでしょう。でもおそらく、遅かれ早かれ彼はまた医師に質問をぶつけます。それでも返事をもらえなければ、家族、聖職者、看護師、ソーシャルワーカーなどを通じて、本当の病状を突き止めようとするでしょう。友だちや病院職員の誰かが彼の質問に答えてくれるといいのですが。

Ｑ　私の夫は肺気腫で、ここ四年ほど仕事ができませんでした。しだいに弱ってきていますが、家からまったく出られないというほどではありません。私たちは二人とも六十代ですが、まだ死やそれに至る過程について話すことには抵抗があり、話したことがありません。この話題を持ち出すべきなのでしょうか。

Ａ　あなたが「死とその過程についてのワークショップ」に参加されたということは、すでにこのことに関心があるということだと思います。ご主人の支えになりたいと思っておられ、少なくともいろいろ尋ねたいことがあるのですね。うちに帰ったら、このワークショップのことをご主人にお話ししてはいかがですか。ご主人が話題を変えるようなら、彼はこういう話をすることが苦痛で、話したくないのだということですね。彼が何らかの質問をするようなら、そこでもうあなたがたは死やそれに至る過程について話し合っているわけです。そうなれば、今やっておく方が楽だと思えるようなこと——たとえば遺言やその他のこと——はないかと、ご主人に尋ねることもできます。

Q　十四歳の少女が、自分は十八歳になったら死ぬのだとしょっちゅう言うのですが、どうしたらいいでしょう。彼女はとても重い病気です。

A　彼女の話をよく聞くことです。本人が一番よくわかっているのかもしれません。

Q　末期患者を受け持っている医師です。彼の奥さんは心臓発作を起こしたばかりなので、まだご主人の病気について本当のことを告げることができません。どうやって奥さんにそのことを伝えるのが一番いいでしょう。

A　心臓発作を起こしたばかりの奥さんは、ご主人が病気で見舞いにこられないことを知っているわけですから、ご主人の病気がどういう状態であるかを誰も教えてくれないとしたら、さらに不安になって心配し、ますます心を乱すと思います。私なら、奥さんのベッドのそばに座って、たったいまご主人をお見舞いしてきたところなんですよ、と話しかけ、夫妻の連絡係をつとめます。二人が同じ病院にいるのかどうかわかりませんが、もしそうなら、奥さんが冠状動脈疾患集中治療室から出て、少し快復してきた時点で、二人を同じ病室にするのが望ましいと思います。たとえ別々の病院でも、夫婦が互いに訪ね合って話をし、相手をむやみに狼狽させないことだけでも打ち明けられるようにしてあげるべきでしょう。

Q　患者と家族がいて、家族のほうがより支えを必要としている場合、どちらを手助けするべきかをどうやって判断したらいいか、もう少し教えていただけませんか。

A　いつでも、いちばん支えを必要としている人を助けるのです。

Q　臨死患者であるということのほか、その人のことを何も知りません。こういう患者に初めて接する場合、どうしたらいいでしょう。

A　病室に入ったらまず、「少し話をしてもいいですか」と尋ね、それからそばに座って今いちばん望んでいることは何かを尋ね、「私にできることはありませんか」と訊きます。時には、ただそばに座って手を握っていてほしいと言われることもありますし、一人でいたいと言って追い払われることもあります。あるいは、ほかに誰か呼んでもらいたい人はいますかと尋ねます。そういうこと、つまり特定の人に会うことを患者が望む場合も多いです。そういう場合は、その人を呼んであげることが患者を助けることになります。こちらは話をしたいのだけれども、相手の患者をまったく知らないという場合もありますが、そういうとき、私はこう尋ねます。「どう、つらいですか?」、あるいは「つらいことなど、話してみませんか?」。そうすると、やがて患者は今いちばん苦しんでいることについて話してくれます。

Q　両親が、十九歳の息子に迫っている死を受け入れ、そのことについて息子と話ができるよう手助けしてあげるにはどうしたらいいでしょう。両親も息子も死が近づいていることはわかっていますが、そのことを話題にしたことはありません。父親も母親も、息子とはそのことを話せそうもないと感じています。

A　時には背中を押してくれる人が必要な場合があります。この場合は、あなたがその役を果たすことができます。両親に「あなた方が感じている心配や感情を、息子さんに打ち明けてみたらどうでしょう。三人の間でまだ片づいていない事柄を、息子さんが片づけやすくなるかもしれませんよ」と言ってみることもできます。両親にそれができそうもなければ、無理強いせず、せめていろいろな患者さんの例を話してあげてください。話を聞き終えた両親が、息子と話してみようかという気持ちになるかもしれません。

Q　「死について話したければ、いつでも話し相手になりますよ」ということを、患者に何となくわからせるにはどうしたらいいでしょう。

A　私は患者のそばに座って彼の病気のこと、苦痛、希望などについて話します。そうするうちに、生命と死をどんなふうに考えるかについて話し合っていることが多いのです。大げさに準備しなくても、そんなふうにすでに本題に入っているわけです。時にはベッドの横に座って、「重い病気になるというのはどういう気持ちか、もしよかったら話してくれませんか」と頼むこともあります。そうすると患者は自分が経験したさまざまな心の動揺について語ってくれ、たぶんこんなふうに付け加えます。「死んでしまった方が楽かも知れないと思うこともあります」。そういうときには、それをきっかけに、死とその過程に対する患者の感情や考え、怖れや幻想などについて話し合うことができます。

Q　私は病院関係の職業についています。病室に入ったとき、患者に対して直感的に否定的な気持ちを持つことがよくあります。こういう患者とどのように接したらいいでしょう。「自分の気持ちを相手に伝える」とおっしゃいましたね。とてもいいことだと思うのですが、それはこのように、こちらがいい感情をもっていないときにも当てはまるのですか。

A　患者の態度に腹が立って、部屋から出て行きたくなることも時にはあります。私はそんなとき患者に向かって、「あなたの態度が気に障ったり、腹立たしかったりすることがあります」と、わりに平気で言ってしまいます。それから「このことについて話し合ってみませんか。病院スタッフを皆遠ざけることにならずに済むような解決法がきっと見つかりますよ」と言います。彼の態度に対してこちらがどういう気持ちになるかを、率直にありのまま話せば、患者も怒りを外に出すことができるばかりでなく、こちらが腹を割って話していることがわかるので、彼も率直に楽に話せるようになります。

Q　死とそれに至る過程について患者と話せるようになろうと努力しているのですが、患者に対して自分の本当の感情を口に出しても、いつも大丈夫なのでしょうか。どうしてこのことをお聞きするかというと、死とそれに至る過程と、それを人に話すことに対する自分の感情がまだはっきりつかめないのです。自分の感情を伝えることがどの程度患者のためになるのか、よくわからないのです。

A　いつでも自分の感情を口に出してよいとは限りません。病室に入った瞬間に湧いてきたあなたの本心が「自分の目の前では死なないで欲しいな」だったとしたら、もちろんそんなことを患者に伝えたりはしないでしょう。あなたが不安や無力感を抱えていて、本当にその患者を助けたいと思っているのであれば、「あなたの力になりたいと思っているのですが、どのようにしたらいいのかよくわかりません。あなたがもっと楽になるような、何か具体的なことで、私にできることがありませんか」と言うことは絶対に大丈夫です。私も患者に「私も無力感を感じていて、どんな言葉をかけていいかわからない」と話し、ただそばに座って患者が何かきっかけを与えてくれるのを待つこともよくあります。そうすると患者は、私に対して楽な気持ちになります。彼らのほうも私に、相反する複雑な気持ちや不安、時には無力感を打ち明けられるようになるからです。それから私たちは、どうすればいいかをいっしょに考えます。

Q　心臓病の患者に、今回の発作がどれほど重いものかをどの程度まで話すことができるでしょうか。あるいは、どの程度まで話すのが望ましいのでしょう。あまり怖がらせて、死につながるような二度目の発作を起こしてもらいたくないのですが。

A　心臓病の患者に、冠状動脈の状態の深刻さを話すのが怖いというのは、こちら側の懸念であって、現実的なものではありません。重い心臓発作を起こしたことは、患者自身がよくわかっています。食事や運動、それに退院後の養生を真剣に考えさせるために、患者に病状の深刻さを伝えることはぜひ必要です。こちらが正直に話さないと、患者はかえって大きな恐怖や不安を覚え、よけいに困った状況になりがちです。過食を続けたり、今回の経験に怯えて絶対に運動しようとしなくなったりして、結果としてふたたび冠状動脈発作を引き起こします。私たちは心臓病の患者とも、オープンに話をします。発作がどのくらい深刻なものであったかを話し、彼らの身体機能の限度について説明し、また予後をよくするため、運動を続けるように勧めます。

Q　末期患者に、あと何ヵ月の命とか、何年の命とかいう具体的な数字を言わない方針であるとおっしゃいましたが、三ヵ月、一年、二年、五年など一定の期間、生きられる可能性を示してあげるのはいいことだと思いませんか。

A　あと何ヵ月の命とかいう具体的な数字を示すと、患者の状態が悪くなるということがわかっています。患者にあとどれだけ生きられるかを言えるほど、予後の判断は正確にできません。あと六ヵ月と告げられた患者がその六ヵ月を生き延びると、もうこれ以上生きられないのに死ぬこともできないという非常に難しい状況に陥ることが多いのです。余命については「わからないが、今の時点ではあまり長くないように思える」と答えるほうがずっと正直だと思います。もし患者が具体的に言ってくれと言い張ったら、医師は統計的にみたおよその期間を示すのがいいでしょう。そうすれば患者は、家のことなどを整理するのにどれ位の時間が残されているのか、だいたいの予測ができます。

Q　患者が死に対する自分の気持ちを打ち明けることをやましく感じないようにしてあ

げるには、どうしたらいいでしょう。たとえば、患者が涙ながらに話をした後、私は引き続き支えになろうとするのですが、患者の方は心を開いた関係をうまく続けられなくなってしまうことが多いのです。

A　悲しみや感情を打ち明けたからといって、患者があなたとの関係を断ち切るとは思えません。おそらくその患者は、怒りやその反動の鬱状態を通り抜けることができ、今は「準備的悲嘆」の過程にあるのでしょう。この時期に患者はデカセクシス*、すなわち虚脱の段階に入り始めます。つまり個人的な関係を絞ろうとするのです。知人や親戚ともう一度、それから子どもたちにもう一度会い、最後にはたいてい一人か二人のいちばん近い肉親だけと関わりたいと思うようになります。

＊原註　カセクシスの対義語。カセクシスとは、概念あるいは対象（ほとんどの場合は人物）に対し、意識的あるいは無意識に心をひきつけられ、大切に思うこと。（アメリカ精神医学会『精神病理学用語辞典』）

Q　冠状動脈疾患患者のように、つねに死の可能性に直面していながらも「宣告」は受けていない患者に、どのように死の話題を持ち出したらいいでしょう。

A　日常的に死の可能性を有している患者は大勢います。彼らは自分の命に限りがあるということをしっかり理解する必要があります。死がいつでも起こりうることを知り、しかしまだ何週間も何ヵ月も時間があるという希望があれば、それを意識しない場合とはまったく違う生活を送ることができるからです。そういった患者たちも除外しないでください。彼らこそ、一刻も早く死の現実と向き合うべき患者たちです。

Q　医療専門家が一般の人から「あなたは患者の死に対して冷淡で無関心だ」と言われたら、どう対応したらいいでしょう。

A　私なら鏡を覗き込んで、その人の言ったことにいくらかの真実が含まれていないか、自分に尋ねます。自分は患者の死と家族の悲しみに対して冷淡で無関心ではないと思えば、その言葉を、愛する者を失ったばかりの家族が感じている怒りの一片と見なすことができるでしょう。

家族が怒りの段階にあるとき、ことに患者の死が突然で予期せぬものであった場合には、彼らは医療チームのメンバーに対して、いわれのない怒りをぶつけることがよくあります。たとえそれが理不尽なものであっても、彼らの混乱の表われとして、ただ受け止めてあげてください。

Q　末期患者の気持ちに感情的に深入りしすぎることには、もしあるとしたら、どのような危険がありますか。

A　チームのメンバーがあなたを見守っていてくれ、あなたもメンバーに自分の気持ちを話すことができるようなよいチームで患者のケアに当たっているなら、患者に感情的に深入りしたとしても、ほとんど危険はありません。でもあなたが一日中、多くの臨死患者のケアを一人で担当しているのであれば、感情的に深入りしすぎて、その結果精神的にも肉体的にも消耗しきってしまうおそれがあります。ひとりのスタッフに臨死患者だけを専門に担当させるべきではありません。こういった仕事はフルタイムでできるものではないのです。

Q　経験を積めば、直感が働くようになって、「今この患者は自分の死について話しているのだ」とわかるようになるのでしょうか。空振りに終わることもありますか？　患者が自身の死を「宣言する」のが早すぎてしまうこともありますか？　それとも患者の直感はいつも正確なのでしょうか。

A　「今この患者は自分の死について話しているのだ」とわかるのが、直感かどうかは知りません。患者の言葉に注意深く耳を傾けることができれば、彼らが差し迫った死について話しているときには、それがわかり、応えてあげられるでしょう。もちろん誰でも、時には空振りをすることもあります。患者も時には、実際には大変いい予後診断が出ているにもかかわらず、早すぎる死を心配することがあります。死に対する病的な心配、つまりちょっとした症状が出るたびに死に対する恐れをもつことと、末期患者が残された日々が少ないことを悟って発する「メッセージ」との違いを見極めることが大切です。直感よりも、経験を積み、患者の話を聞く技術を磨けば、空振りの回数も減るはずです。

Q　患者とその家族とがいつも同じ段階、つまり「怒り」「否認」「受容」など「死の過程の諸段階」における同じ段階にいるように仕向けるべきでしょうか。

A　そんなことは夢物語で、うまくできるとは思えません。それもまたこちらの都合を投影しているわけです。そうではなく、どの段階にあろうと、患者や家族をその状態で受け入れ、彼らが次の段階に進む準備ができたときには、いつでも手を貸せるようにしていなければなりません。

Q　死を覚悟していた臨死患者が快復を始めた場合、この患者をどのように扱ったらいいでしょう。

A　私なら、いっしょになって喜びます。

最初の防衛線としての否認

Q　臨床的にガンの疑いがあるにもかかわらず、より診断をはっきりさせるための検査、たとえば気管支鏡検査、肺ガン診査のための手術、あるいは、ガンが手術可能かどうかとか放射線治療が有効かどうかを判断するためのX線検査などを拒む患者には、どのように対したらいいでしょう。

A　患者には治療を拒む権利があります。ありのままに、どういう疑いがあるか、どういう選択肢があるかといったことを話すべきです。でもあなたの勧めを拒絶するか受け入れるかは、患者の自由です。

Q　病気が末期であることを患者に言おうとしない医師がいまだに多いのはなぜなのでしょうか。こういった傾向は変わってきているのですか？

A　患者の病状が深刻であると告げることに抵抗をおぼえる医師はたくさんいますが、その傾向は変わりつつあり、抵抗なくそういった話ができる医師が増えてきています。医学校でもカリキュラムに臨死患者のケアを取り入れるところが多くなりました。医学生たちが指導や講義を受け、ワークショップなどに参加し、研修期間に先輩から手助けしてもらえれば、近い将来、臨死患者と接することに抵抗をおぼえない医師が増えていくのではないでしょうか。

Q　死の過程をすべて通り過ぎたにもかかわらず、まだ「否認」の段階に留まっている患者に対して、看護スタッフはどう接したらいいでしょう。

A　もちろん「否認」の段階にそのまま留まらせ、ほかの患者と同じように扱います。

Q　死ぬ過程の各段階と失明の過程を結びつけて教えていただけますか。現在、視力を失いつつある女性患者を担当していますが、彼女は「否認」の段階にあります。医師は失明のことをまだ彼女に話していません。ソーシャルワーカーとして、私に何ができるでしょうか。

A　彼女の話を聞いてあげてください。失明することへの激しい恐怖をあなたに打ち明けると思います。彼女にその思いを語らせるのです。それからトーキングブック†、白杖、盲導犬のことなどを話し、盲目でもごく普通に生活することのできる人たちのことをいろいろ話してあげます。失明などそんなにひどいことじゃないなどとは言わず、ただたんに、視覚障害者だって見える人と同じようにいろいろなことができるのだと言ってあげてください。そうすれば、医師がどうしてもそういう話ができない場合でも、患者はあなたとは楽に話せるようになるでしょう。私の失明した患者たちもみんな、臨死患者と同じような各段階をたどりました。私は十五年間盲目の患者たちと接してきましたが、彼らもまた、大切なものを失いつつあるほかの人たちと同様に、各段階を経ていくのだということに、深く感じ入りました。

†訳註　視覚障害者用に朗読を録音したレコードやテープ。

Q　患者が告知されるまで、手助けは控えるべきなのでしょうか。また「否認」の段階からまったく進まないように見える患者に、どうやって手を差し伸べたらいいでしょうか。

A　患者が病気について知らされるまで手助けするのを待っていてはいけません。手助けする方法はいくらもあります。患者が「否認」の段階にあっても死について語るときには、彼が口にする象徴的な言葉の意味を理解してあげなければなりません。患者を肉体面、精神面、感情面で楽にしてあげることです。そばに座って「つらいですよね」と言ってみてください。この言葉が堰を開き、怖れ、苦痛、とりとめのない思いなどについて話してくれることがよくあります。

Q　ガンの病歴をもつ患者（二年前に手術）が、ふたたび症状があらわれたために入院を勧められましたが、入院せずに冬のあいだフロリダに行くといいます。これも「否認」でしょうか。彼の妻も夫に賛成していっしょに旅行するというのですが。

A　二年前にガンになった患者がまた同様の症状で入院を勧められたのですから、おそらくその患者はガンが再発したと察していることでしょう。これから先数ヵ月あるいは何年も、入退院を繰り返す生活が続き、だんだんいろいろなことができなくなるということも察しているでしょう。この旅行は、「もう一度だけ人生を大いに楽しもう。今この旅行をすることで、少なくともフロリダで夫婦いっしょに過ごした思い出を残すことができる。この旅行は今までずっと望みながら果たせなかった二人の夢なのだから」という彼の気持ちなのでしょう。この「果たしていなかった用事」を済ませたら、彼はほぼまちがいなく病院に戻ってくるでしょう。繰り返し過去を振り返って「あのとき妻といっしょにフロリダへ行っていれば」と嘆くより、ずっといい患者になるだろうと思います。ここでも大事なのは、すぐ入院してほしいという私たちの要望を聞かなかったということだけで、患者を審判してはいけないし、「否認」の段階にあると決めつける必要もないということです。重要なのは、彼自身がこの判断を下したという点です。これは患者の選んだ道であり、患者には選ぶ権利があります

Q　死を迎えるまで完全に否認を続ける患者に、看護スタッフとしてはどう接したらいいでしょう。

A　手助けを必要としているほかの患者と同じように扱います。否認をどうしても必要とする患者もいるのです。それをやめさせたいからといって、否認の状態を人為的に壊してはいけない、ということを覚えておいてください。

Q　ある患者は手術不能のガンに冒されていますが、医師は、衰弱し始めるまで一年かそこらは、ほぼ普通の生活ができるだろうと言います。患者の妻は、夫がほぼいい状態でいられる間は、本人に事実を話さないでおき、その後話すと決めました。おそらくその時点でもまだ「身の回りの整理」をするのに十分な時間があるでしょう。こういうやりかたは正しいですか。

Ａ　否認を必要とする患者には、できるだけ告知を遅らせるのも正しいやり方かも知れません。しかしこういうのは例外です。ほとんどの患者の場合は、早いうちに病気が深刻な状態であると告げられ、それでもしばらくの間は普通に生活できるという希望をもたされる方が、いい状態になります。患者が医師に直接、病気が悪性かどうかを尋ねたなら、彼はその答えを知る権利があります。それでも医師が告げなければ、場合によっては、あとで訴えられる可能性もあります。

Ｑ　Ｘさんは二十二歳のガン患者です。本人は「奇跡的に治ってしまった」と言い張っていますが、所見はすべて病状が末期であることを示しています。私たちはどんな役割を演じたらいいのでしょう。彼は家族のために芝居をしているだけであって、本当の状況はちゃんとわかっているのでしょうか。

Ａ　末期ガンの若者が自分は奇跡的に治ったと言う場合、医学の見地からは末期患者と見なされていても、彼は奇跡を信じたいのだと私は思います。私なら、彼のそばに座って「ええ、奇跡は本当に起こることがあります」と言い、しばらく間をおいてまた訪問を続け、末期の病気に対する思いや、治ったと信じる気持ちなどについて、彼が話せるような機会を作ります。あなたが医療関係者であれ、家族であれ、彼の自己防衛を打ち壊すことはあなたの役目ではありません。患者を手助けすることがあなたの役目であって、彼が病気は治ったと信じずにはいられないのなら、奇跡など起きないと言うのは残酷でもあり、治療上もよくありません。奇跡が時に起こることを、あなた自身が信じられないのなら、奇跡について彼にもっと尋ねてみればいいのです。その結果、あなたが納得してしまうことだってありえます。過去八年間にも、私たちも匙《さじ》を投げ、医学的見地からいっても快復の可能性が実質的になかった患者数人が、予測された死の時期を過ぎて数年たった今も生存しています。

Q　現在、臨死患者を担当しています。彼女はそのことを知らないかのようにふるまっているのですが、否認しているのかもしれません。どうしたら本音を引き出すことができるでしょう。彼女をもっと楽な気持ちにしてあげるにはどうしたらいいでしょう。どんなことを話せばいいでしょう。

A　無理に「本音を引き出そう」などとしないことが大切です。痛みがあるようなら、充分に痛み止めをもらっているかどうか尋ねます。動揺しているようであれば、そばに座って手を取り、ただ「もっと楽になるために、何をしてほしいですか」と尋ねます。そうすれば、患者の方からしてほしいことを言ってくれます。どうも私たちには、奇妙な推測ゲームをしようとする傾向があります。おそらく、自分たちは何でも知っている全能の人間であるかのように思いたいのでしょう。どうやって患者を助けたらいいかわからなかったら、本人に尋ねればいいのです。大切な友達を呼んでほしいとか、聖職者を連れてきてほしいとか、言ってくれるでしょう。家のことをきちんとしたいとか、遺書を書きたいというかもしれません。そういう要望を出すということは、自分の死が近いのを知っているということです。

Q　いつか、臨死患者には、死を否定する必要のない人がまわりに一人はいるべきだとおっしゃいました。そんな人がいるのでしょうか。誰でもみんな、自分なりの否認をもっているのではないでしょうか。

A　死の現実を否定しない人はたくさんいます。しかし、死を否定する現代社会では、そうなるには長い努力の過程が必要です。命に限りあることを直視し、それを受け入れることができれば、人生はいっそう意味ある大切なものになることがわかるでしょう。命が限りあるものだということを直視した人たちは、死に臨む患者たちを支える、より大きな力を得ます。

どうして私が？

Q　「どうして私なのだ」と聞く患者にどう対応したらいいか、もう少しアドバイスしていただけますか。

A　「どうしてあなたなのか、私にもわかりません」と私は答えます。でも「どうしてあなたではいけませんか？」と、逆の尋ねかたをすることもできます。誰もが死とその過程に向き合わなければならないのですから、これは遅かれ早かれすべての人に必ず起こることなのです。患者が本当に聞きたいのは「どうしてそれが私にいま起こるのか」ということです。私は患者にこの質問をさせて、怒りと苦悩を表すことができるようにし、狼狽する気持ちやさまざまな心配ごとを吐き出させます。そうすることで、どうやって彼を手助けしたらいいか、手がかりが得られます。

Q　私は末期患者です。最初自分の病状を知ったとき、自分の将来が奪われてしまったことを悟りました。むしょうに腹が立ちました。患者たちがこういう感情を示したことがありますか。

A　ほとんどの患者が同じような反応を示します。ショックを受け、将来が奪われてしまったことに対して怒ります。でもしだいに、今日はまだ生きていて、明日も生きられるのだということに気がつきます。限られた時間しかないので、多くの人は今までと違う価値観をもって、より充実した生き方をします。健康な人たちのように明日や来年をあてにしないので、よりいっそう生活を楽しむようになります。

Q　一人の患者が泣いていて、「たったいま医師から、余命が長くないと告げられた」と言います。私は医学生ですが、こういった患者にどのように対したらいいでしょう。

A　抵抗なく言えるなら、「命がいつ尽きるかなど、誰にもわからないのだ」と言ってあげてください。そして、病気は非常に重いけれども、自分たちは全力であなたを救う道を探る努力をすると言います。患者がひとかけらの希望も与えられずに死を宣告されたのであれば、それは大変残酷です。多くの場合、患者は諦めてしまい、残された何日間か何週間かを苦しんで過ごすことになります。

Q　患者を助ける側の人間（看護師、医師、ソーシャルワーカーなど）が、涙や怒りの衝動を抑える自信がないとき、どう対処したらいいでしょう。臨死患者を避けてしまう最大の理由は、往々にして、このことです。

A　医療スタッフは誰でも、「叫びの部屋」が必要です。ナースステーションの脇の小部屋とか、病院のチャペルなど、どこでもいいのですが、スタッフが泣いたり、悪態をついたり、怒りを表すことのできる場所です。友人とそこにこもって、あなたをいらいらさせる同僚や、支えの必要な患者といっしょにいることを邪魔する同僚の悪口を言うこともできます。こういう「叫びの部屋」のような施設があれば、スタッフは自分の感情を発散させることができ、病棟に戻ったときに、感情を一定の枠内にコントロールすることが、よりよくできるようになります。とくに集中治療室などで働く人にはそういうものが必要で、時どき感情を発散させることなく八時間も九時間も働き続けるのはとても困難です。

Q　患者の憤りや怒りにどう対処したらいいですか。こちらが「受容」の態度で対するのは残酷なこともありますし、かといって「怒り」で対応するのもまた残酷です。どうしたらいいでしょう。

A　怒りをあらわにし、機嫌が悪く、自分の鬱憤や嫉妬を、友達、親族、病院スタッフなどにぶつけてくる患者は、世話をするのが非常に大変です。そういう患者を受け持つことになったら、彼の怒りにもっともな理由があるかどうかを確かめてください。たとえば食事がひどいというのであれば、改善について栄養士と話し合います。患者がまさに死の過程の「怒り」の段階にあって、「なぜ私なのだ」という気持ちでいるなら、「あなたの怒りや嫉妬はよく理解できるし、自分があなたの立場であれば同じように怒るだろう」と言ってあげてください。言いかえれば、火に油を注ぐわけです。そうすることで、彼に罪悪感をもたせることなく、また、あなたのほうが「より立派な人間」であるかのように彼に思わせたり、ひけ目を感じさせたりすることなく、彼が苦しい思いを外に出せるようにしてあげるのです。これらの特別に難しい患者たちとは、少し余分に時間をとっていっしょにいてあげると、すっかり落ち着いてしまうことがあります。前のように頻繁に看護師を呼びつけることもなくなり、家族もほっとするでしょうし、患者本人も楽になります。

Q　若いカップルのうちの一人が、ゆっくり進行する慢性の神経疾患に冒されていて、二人でいっしょに暮らしながらやりたいと思っていることを全部するには、残された時間ではとても足りないと、パニック状態です。彼らをどのように手助けしてあげたらいいでしょう。

A　パニックや、時間が足りないという思いは、一時的な不安の症状です。そのうちに彼らは、ともに生きるというのは、何時間とか何週間とか何ヵ月とかといった長さで測るものではなく、いっしょにいる時間の深さで測るものであることに気づくでしょう。突然の死によってパートナーを亡くした人の話をしてあげたりすれば、いっしょに過ごす時間が残されていて、それをできるだけ充実したものにできる自分たちは幸運なのだということがわかるでしょう。

Q　神に対して怒りをぶつける人をどう支えてあげたらいいでしょう。わたしたちには大変ショックで、まるで自分たちが非難されたかのように感じるのですが。

A　神に対する怒りを吐き出させてあげましょう。偉大な神は、まちがいなく広い心で受けとめてくれるはずです。

Q　神を冒瀆するような言葉を使う患者がいますが、どうしてなのでしょう。

A　末期患者も、健康な人間となんら変わりありません。どうにもならない激しい怒りに対処するのに、そういう言葉が強い武器として使われることがあります。

Q　患者の家族が看護スタッフにつらくあたるようになったら、その家族をどう「助けて」あげたらいいでしょう。彼らの怒りと不安は理解できますが、彼ら自身がそれに気づいていません。

A　「助けて」と、カギカッコでくくったところに、彼らに対するあなたの相反する感情が表われています。本当に彼らを助けたいと思っているのか、それともただ静かにさせたいと思っているのか、どっちなのでしょう。彼らのひどい態度や侮辱を個人的なものと受け取らず、彼らは激しい混乱の中で不安と苦悩に苛まれているのだと見られるようになれば、彼らの苦しい気持ちや怒りを発散させるように手助けしてあげることができるでしょうし、そうすれば彼らも看護スタッフにとってずっと扱いやすくなるでしょう。本当は、家族が看護スタッフ以外の人に、できれば牧師かソーシャルワーカーなどに、気持ちをぶつけることができれば一番いいのですが。彼らに家族を支えてもらえますし、ひいてはこの難しい時期を乗り越えようとしている看護スタッフも助かります。

Q　先生は、壁に貼られた見舞いのカードを見詰める患者に、「腹が立ちませんか」とおっしゃいました。明らかにその問いは功を奏したようですが、あれは患者の心の状態を表現したというよりは、ご自身の怒りを投影したものだったのではありませんか？

A　ええ、心の底から感じた憤りと怒りの気持ちを彼に伝えたのです。壁中に貼られたカードには、「一日も早い快復を」という、うわべだけの文句が書かれているのですが、カードを送ってきた人たちはみんな明らかに、彼の病気が末期でまったく快復の見込みがないことを知っているのです。私が、自分が感じたことを彼に伝えることができたからこそ、それは「ぴたっと彼の気持ちにはまった」わけで、彼も自分の憤りと怒りを私に対して表せるようになり、その後は見るからに気持ちが軽くなったようでした。

取り引き――ふつう抑鬱と悲嘆がそれに続く

Q　死の過程の一段階にいた患者がそれより前の段階に戻ったとしたら、それは前の段階の問題がまだ解消されていなかったということですか？

A　いいえ、ちがいます。患者は必ずしも「否認」「怒り」「取り引き」「抑鬱」「受容」という標準的なコースをたどるとは限らないということを、しっかり理解してください。私の患者の多くは二つないし三つの段階の状態を同時に示しましたし、その順番もいつも同じとは限りません。でもここで大事なことは、患者が真の「受容」の段階に到達したのに後戻りを始めたなら、それは私たちが患者を逝かせないようにしているためであることが多いということです。患者にとってもはやありがたくもない不必要な延命措置をほどこしたり、家族が取りすがって、彼らを残して死ぬことに患者が罪悪感を覚えるようにしたりしているからかもしれません。とくにこの最後の段階において、退行は患者の扱いの不適切さを示すものであることが多いのです。ほかの段階についてはそういうことはありません。

Q　私の姉はガンで、いま「取り引き」の段階にあります。姉は自分のガンとその治療のことを平気で話します。笑って「その時が来たら死ぬわ」などと言い、残された二年の間にもう一度旅行に行きたいと強く希望しています。末期患者が近親者にもわからないうちに、いくつかの段階を通り過ぎてしまうこともありますか？

A　お姉さんは抵抗なく死について話すことができ、二年のうちにもう一度旅行に行ければという希望を表すこともできるのですから、気持ちがしっかりしていらっしゃるのでしょう。死についてオープンに話ができるというのは、あなたにとってもありがたいことです。「取り引き」の段階を通り過ぎるのは、まわりの人間にはわからないことがありますが、本当の「怒り」や「抑鬱」の段階を隠すことは難しいと思います。

Q　快復できない病気ではない患者が「今夜死にたい」と言った場合、何と言ってあげればいいでしょう。

A　私なら「私も時どき、そんな気分になりますよ。でもどうしてそう思われるのでしょう」と言います。そう言って、だれでも時にはそんなことを考えるものだということを伝えます。それよりも、彼がそういうことを言うきっかけは何だったのかを知りたいですね。

時に患者は、迫り来る死の予感をもつことがあり、聞いてくれる人にそれを打ち明けます。そういうときは「まあ、そんなこと言っちゃだめですよ！」などと言って、それを妨げないようにしてください。

Q　牧師として患者の支えになろうとしていますが、大変難しい状況にあります。その患者は手の施しようのない重い病気で、誰もが彼の命は長くないと思い、彼自身も差し迫った死を受け入れる「受容」の段階に到達することができました。ところが彼に下った宣告は死ではなく、重い病を背負って生きる運命でした。

A　重度の障害を伴う長い余生に向き合うより、死と向き合う方が易しいということも、時にはあります。あなたは牧師として、この患者が差し迫った死を受け入れられるように手助けできたのですから、ほかからの助けも借りれば、彼が限られた身体機能とともに生きる余生に向き合えるよう支えてあげることも、充分にできるはずです。私の経験では、多発性硬化症や対麻痺の患者、失明患者などはみな、同様の段階を経なければなりませんでした。こういった限られた身体機能を受け入れることは、少なくとも苦痛からの解放である死と向き合うより難しいこともあり、より長い時を要します。

Q　生きたいと思わない患者に、どう対応したらいいでしょう。

A　質問が漠然としすぎていますね。まったく生きていたいと思わない人たちがいますが、そういう人たちの気持ちはわかります。頭から足の先まで完全に麻痺していて、口がきけない患者たちがいます。一言も発することができず、もはや読むことも書くこともできず、ただ何年もベッドに横たわって、こちらを見詰めるばかりです。意識は完全にありますが、食物はチューブで注入され、顔の表情がまわりとの唯一のコミュニケーション手段です。こちらを見る眼差しによって微笑んだり泣いたりしているようですが、それが外界とつながりを保つ唯一の手段なのです。あなたはこんな状態で生きていたいと思いますか。

激しい痛みとともに何ヵ月間も生きたガン患者たちもいました。骨にガンが転移したため、身動き一つできません。寝返りを打つのも食べさせてもらうのも、何もかも身内の世話にならなければなりません。その負担に加え、病院に入れば莫大な費用がかかり、家族はそれをやっとの思いで払います。最終的に助からないこともわかっていて、彼らもまた、これ以上生きたいとは思っていません。あなたは、こんな状況で生きていたいですか。私たちは、患者一人ひとりについて状況を見極めなければなりません。もし患者が、充分に理解できる状況のもとで早く死にたいと洩らすのなら、私はいっしょにそれを願ってあげることにためらいはありません。

Q 二週間以上前に、あと一日の命と告げられた患者がいます。担当の医師は、もう打つ手がない、やれるだけのことはやった、と言います。でも、患者は今日まで生き延びたばかりか、前より良い状態に見えます。家族は彼の死が近いことを知っていますが、それに向き合う勇気がありません。一筋の望みにすがって暮らしています。患者は奥さんに会いたくないと言います。誰に会っても神経に障るのだそうです。

Ａ　誰だって、あと一日の命だなどと言われたら神経が苛立ちます。あと何日とか何週間の命と告げられた患者で、状態が悪くならない人はいません。患者とのそういうコミュニケーションの仕方はなんとも無責任です。患者は例外的な経過をたどることもあり、誰にも予測できないのですから。医学的に判断された余命をはるかに超えて生きる患者は大勢います。この患者は生きてその時間を楽しむことも、死ぬこともできず、宙ぶらりんなのでしょう。それで怒りを覚え、まわりの人間が神経に障るのです。みんなが彼を取り囲んで死を待っているような状況なのに、死ねないわけですから。こういう患者と抵抗なく話のできる人が訪ねて、話をするといいと思います。率直に「余命があと一日だなどというのはばかげている」と言うのです。そばに座って、少し快復してきたことだし、どうすれば気持ちが楽になるかについて話し合います。彼に残された時間がどれだけにしろ、それを充実したものにするように励ましてあげなければなりません。患者はたぶんまず憤りと怒りを発散させ、そのあと、残された時間に何をしたいかについて語ることでしょう。

Ｑ　患者自身も半分死んだみたいな気分で、医学的に見た精神の働きも生きているといえるようなものではなく、将来に対する希望もほとんどなく、この先多少なりとも健康を取り戻す見込みはさらにない精神科の患者たちを、どう考えたらいいでしょう。

A 「部分的な死」の状態の患者は大勢います。州立病院の患者や老人ホームのお年寄りの多くは、植物のようにただ存在しているというだけで、本当に生きているとはいえない患者たちです。そういう状態を私は「部分的な死」と呼びます。とくに、先の見通しが暗く、気にかけてくれる家族もなく、普通のいろいろなことができる生活に戻れる可能性もない場合です。こういった患者たちが、また生き生きと暮らすことができるように手助けをすること、そして、治る見込みのない長患いの苦痛から開放されるために死を待ち望まなくても済むような、そんな機会を与えるのは、私たち健康な人間の責任です。誰でも表現する機会さえあれば、何かしら人に与えられるものをもっています。

Q 脊髄麻痺、半身不随、手足切断などの患者はよく自分たちのことを「死んだも同然」とか、死にたいと言います。臨死患者についての概念は、こういった患者たちにも当てはまるのでしょうか。もしそうなら、どのように？ 彼らを支えてあげるには、どうしたらいいでしょう。麻痺が永久的なものかどうかはわからないことが多いのですが、とくにそういう場合はどうしたらいいですか。

Ａ　体の麻痺に直面するはめになった多くの患者は、このとてつもない喪失を背負っていかなければなりません。ヴェトナム戦争からの帰還者には麻痺を負ったものが大勢いましたが、その多くが「どうして死なせてくれなかったのか」と言いました。これら多くの若者たちが、自分たちは「死んだも同然」と考えていたのです。こういう気持ちになるのも無理からぬことです。ゆっくり時間をかけ、忍耐強く、愛情と根気をもってカウンセリングを行い、彼らが苦しみのうちに何か意味を見出せるよう助けてあげなければなりません。何よりも大切なのは、体が麻痺した人だって意義深い人生が送れるのだということを示すことです。こういった患者たちは、ほとんどがショックと「否認」の段階を通ります。自分たちが生涯麻痺を負っていくということを信じようとしません。しかしそれが現実で、おそらくもう快復しないのだとわかってくると、激しい怒りを示し、扱いのむずかしい患者になります。神と取り引きすることもあります。抑鬱状態になることもあり、それが何ヵ月も続きます。でも、こちらが充分な励ましで支えてあげることさえできれば、「受容」の段階に到達することができます。

Ｑ　最近一人の患者を担当しました。彼女はこれまでにガンの手術に七回も耐えて、人工肛門形成術も受けています。現在は「緩和」を目的とした放射線治療のために入院しています。激しい抑鬱状態で、「あなたが私の立場だったら、どんな気持ちになる？」と聞きました。あなたならどうお答えになりますか。

A　たぶん「私もとても悲しいと思います」と答えるでしょうね。

Q　死への過程の諸段階は、突然、重度の障害を負った人たちの反応によく似ていると思います。こういう見方をどう思われますか。

A　その通りだと思います。どんな喪失も、私たちが「死の過程の諸段階」と呼んでいる適応反応と同じような反応を引き起こします。

Q　患者は死期が近いと悟ったとき、生きようとする闘いに負けてしまうことが多いですか？

A　いいえ、そんなことはありません。

Q　「どうしてそんなことをやらなくちゃいけないんだ。どっちみち死ぬんだし、死んでしまいたい」と言う患者に、あなたならどう対応しますか。

A　多くの患者は、もはやる気になれないことを無理にやらされるのを嫌がります。「どっちみち死ぬんだし、死んでしまいたい」と言う患者については、あらためて状態を見極める必要があります。苦痛が耐え難かったり、痛み止めが不十分だったり、本当に心配してくれる人がいないのかもしれません。患者は、身体面、精神面、そして信仰面の支えが得られれば、たいてい苦痛に耐えることができ、「死んでしまいたい」などという絶望的な訴えから抜け出すことができるものです。そういった支えがすべて与えられているのに、それでも患者がそういうことを言う場合には、「ええ、よくわかりますよ」と言うこともあります。

Q　「生きていても人のためにならない。あっさり死なせてくれないか」という患者に、何と答えますか。

A　彼がそう語ってくれたこと自体が、「自分は人のためにならない」という彼の言い分が間違いである証拠です。彼が自分のつらい思いを語ってくれたことで、私は他の臨死患者にとって、よりよい医者に成長することができます。私はこういう患者に、迷うことなくそう伝えます。

Q 「どうせ死ぬのだから、ベッドから起き上がるのはいやだ——何にもならない」と言う末期患者に、何と答えますか。

A　患者の言い分が正しいこともあります。私たちはえてして、重病の患者に多くを期待しすぎます。重病の子どもたちが、無理やり院内学級に参加させられたり、大人たちが喜ぶことをさせられたりするのをよく見かけますが、この子たちは、本当はまわりの物に興味を失い、離れていくべき時期で、そっとしておいてほしいのです。このような末期患者のごく自然な虚脱《デカセクシス》と、まだそういう時期ではないのに希望を捨ててしまって「もう何もしたくない」と言うような病的な鬱とを、きちんと区別することが重要です。希望を捨てたひどい鬱状態の患者には、自分を無用と思う気持ちや絶望感について話してもらうのがいいでしょう。虚脱《デカセクシス》の過程にある患者に対しては、自身の内的救済と安らぎを見出すために周囲から離れて行かれるようにしてあげることが、ぜひ必要です。

Q　自分の死後、愛する人がこの世にたった一人で取り残されることを心配する臨死患者に、どのように答えたらいいでしょう。

A　彼の気持ちに共感を示し、残される人の助けになることで、何か私にできることはないかと尋ねます。また、やり残した気がかりなことはないか、遺書は書いたか、経済的なことなど、できるうちに片づけておきたいことはないか、と尋ねます。患者が死の過程を進んでいくのに、家族のほうが「足取りが乱れてついて行かれない」ときは、目前に迫った患者の死という現実に向き合うことができるよう、家族がなんらかのカウンセリングを受けられるように配慮します。

生の終わり――望ましいのは受容

Q　私たちがこれまで学んできたことは「死とその過程」なのか、それとも死を前にした「生と生の過程」なのでしょうか。その違いを考えてみるのも、役に立つのではないかと思います。

A　死とその過程について講義をし、臨死患者から学んだことをお話しするというのは、いうまでもなく、生を学ぶ授業です。生きることとの本当の価値を教えてくれるのは、臨死患者たちです。私たちも若いうちに「受容」の段階に到達できれば、はるかに充実した毎日を送り、ささやかなことにも感謝の念をもち、違った価値観をもって生きることができるでしょう。

Q　死に直面している愛する人と話すとき、自分の怖れや喪失感や別離の感情を正直に相手に伝えるべきでしょうか。うわべを繕うことが本当にやめられるでしょうか。

A　ええ。やめられます。最近、ごく親しい友人の末期患者を見舞いました。私は彼女に、万が一これが最後の見舞いになってしまったら、あなたを失うのがどれほど淋しいかを知っておいてね、と言いました。彼女はつい「だといいんだけどね！」と言ってしまい、その直後に謝りました。私は笑いながら、「いっしょに過ごすのは最後だというのに、本音を言わないつもり？　とっくの昔に、たがいに正直であることを学んだんじゃなくて?」と尋ねました。私たちはかたく抱き合い、それからは気持ちをごまかすことなく率直に、彼女がいなくなった後どんなふうだろうと話し合いました。私が帰るとき、彼女はこれまで私と過ごした時間のうちで最高のひとときだったと言いました。

Q　体の左右とも完全に麻痺している末期ガンの患者を担当しています。彼女の夫からは、「どうか、いつも安らいでいられるようにしてやってください」と要望されました。彼女が体をもそもそさせてくると、鎮静剤が投与されます。そうでないときは、尿毒症のために、彼女はいつもうつらうつらしています。幻覚があるらしく、亡くなった母親や姉や一人息子の姿が見えたようなのです。ただ眠りたがるばかりで、「私は火曜日に死ぬの」と言います。内心、私もその覚悟をしているつもりです。私たちにはわからない何かを彼女が悟っている、ということが本当にあるとお思いですか?

A　あなたたちは彼女の死が近いということを知っているわけですね。あなたたちの知らない何かを彼女が悟っているかどうか、私にはわかりませんけれども、私の推測が正しければ、彼女はおそらく火曜日に死ぬでしょう。患者というのは自分の死を悟っているだけでなく、多くの場合、いつ死ぬかもわかっていて、そのことを私たちに教えてくれます。しかもたいてい、その日にちはきわめて正確なのです。自分より先に亡くなった母親やお姉さんや一人息子とすでに交信したということなら、おそらく彼女はもう虚脱《デカセクシス》の段階に達していて、この世でのさまざまな縁を断ち切って死ぬ覚悟をしているのでしょう。

Q　運命を受容するのではなく、運命だと諦めてしまった場合、患者は、いわゆる威厳とは違う感情を表すのでしょうか?

A　「受容」の段階にある患者には、落ち着きと安らぎがはっきりと表われています。こうした患者には、まさに威厳のようなものが感じられます。ところが、諦めの境地にいる患者には苦痛や苦悩しかなく、怒ってばかりいますし、しょっちゅう「何をしたって無駄だ」とか「頑張るなんてうんざりだ」というようなことを言います。これは空しさや無益感の表われであり、安らぎがないということですから、本物の「受容」の段階との違いは一目瞭然です。

Q　つまりは、死の意味を自分なりに解釈し、その解釈をよしとするならば、人は自分なりに死の意味をどう解釈してもいい、ということになるのでしょうか？

Ａ　人はそれぞれ、死にさまざまな意味を見出します。自分なりの意味づけに安心し、満足しているのであれば、私たちもそれ以上のことは望むべくもありません。

Ｑ　やがて命が尽きるというとき、全生涯の出来事がフラッシュバックのように脳裏をよぎる、と聞いたことがあります。先生もそんな話を耳にしたことがおありですか？

Ａ　私の出会った臨死患者の中には、過去の記憶をまざまざと蘇らせたという人が数多くいます。この時期、患者は外から情報を入れることをすっかり止めてしまい、この世への愛着をしだいに断ち切るようになり、内省的な傾向を強めて、自分にとって大事な出来事や大切な人びとのことを思い出そうとしたり、もう一度自分の過去について思いを巡らしたりします。それはおそらく、自分の人生を端的に評価し、そこに意義を見出そうとするからでしょう。彼らの体験談からわかったことは、生の最終段階にある患者にとって何よりの救いは、愛する人たちと過ごした日々の、ささやかながらも大切な思い出や記憶だということです。

Q　最近母を亡くしたのですが、母の死にあたって、私には先生のご本にあった虚脱《デカセクシス》の段階が、まったくと言っていいほどわかりませんでした。母が本当にひっそりと私たちへの愛着を断ち切っていったために、私にはわからなかったのでしょうか？

A　ひっそり断ち切っていったということもありえますが、お母さまは何の不安もない「受容」の段階にいて、とても満足していたために、少しずつ引き離していく必要すらなかったとも考えられます。

Q　いつも不思議に思うのですが、あと三十分もしないうちに自分が死ぬかもしれないというようなことが、どうして患者にはわかるのでしょうか。このような、死ぬ間際にいる人の心境について、患者から聞いたことはありますか？

A　私たちの患者の多くが、自分の死期を教えてくれました。家族への電話をお願いしたいとか、お気に入りの看護師にお礼を言いたいから呼んでくれないか、といった頼みごとをした患者が本当にたくさんいました。多かったのは、髪をとかしてもらうとか、まっさらのシャツに着替えさせてもらうといった、身なりをこざっぱりさせるための用事を、お気に入りの看護師に頼んだ患者です。その後、患者は、ほんのしばらくひとりにさせてほしいと言うのですが、やがて病院関係者が戻ってきたときには患者はすでに息を引き取っていました。これは私たちが精神生理学的暗示と呼ぶものなのですが、死の迫った患者はこの暗示に気づくのだと思われます。

Q　患者には「否認」が必要かもしれないのだから、私たちの目標は患者をある段階から次の段階へ進ませることではない、とおっしゃいましたよね。にもかかわらず、最終段階については、あたかもそれが一つの目標であるかのように、ことのほか、夫の頬をつねった婦人の例を挙げて話されました。優れたカウンセリングがあったからこそ、彼女は夫が亡くなる前に「受容」の段階へ進めたのではないだろうか、ということが強調されていました。この矛盾を説明してくださいますか。

A　一見矛盾のように聞こえたかもしれませんが、これは言葉のあやの問題だと思います。臨死患者が死ぬ前に、患者も家族も「受容」の段階に達することができるなら、それが理想でしょう。もちろん「受容」に達していてもいなくても悲嘆はありますが、達していれば、悲嘆の作業はたとえあったとしてもごくわずかです。けれども、人びとをある段階から次の段階へと後押しすることが、私たちの目標ではありません。もし患者がある段階でもっと時間が必要だとか、自分の命に限りがあることを本当に直視する気がないとか、「否認」の段階に留まっていたいというなら、「否認」の段階に留まらせておくほうが患者のためになります。これまでの人生、いつも怒りっぽかったとか、反逆的だったとか、攻撃的だったとかいう患者は、きっと死の瞬間まで「怒り」の段階に留まることでしょう。また、落ち込みがちで、自分を憐れんでばかりいて、寿命が尽きようとするときにも相変わらずそういう人だとしたら、朗らかになるとか、にっこりほほえんで冷静に自分の死を受容するようなことはないでしょう。そういう場合、患者に対して「こちら側の要求を満たすようにふるまう」ことを強いてはいけません。私たちはいつでも患者の求めに応じられるようにすべきであり、患者が次の段階に移る用意ができたときにはじめて、手助けをすべきなのです。なかには、後押しをしてもらわないとなかなか次の段階に移れない、という患者がいるかもしれません。

Q　面談をした時点で最後の「受容」の段階に達していた患者は、もしいたといたら、何人くらいいましたか？

A　医療スタッフ、とくに医師たちの中に、患者の死を受容できない人がいなければ、きっと私たちの患者のほとんどは「受容」の段階に達するでしょう。私たち医師が不必要に延命したり、患者の死を先延ばしにしなければならないと思っていると、たいてい、患者は「抑鬱」と「怒り」の段階へと退行してしまい、安らぎと「受容」のうちに死ぬことができません。その次の問題で、もっと頻繁に起こるのは、患者に「しがみつい」て、患者を「逝かせる」ことのできない肉親の問題です。妻が「受容」の段階に達することができないのは自分が与えている不安と苦痛のせいだとわかると、その夫である患者はとうてい安らぎと平静のうちに死ぬことはできません。このように、沈黙の申し合わせがあるとか、患者と家族の到達段階にずれがあるとわかったなら、助けるべきは「到達段階で遅れをとっている」ほうの人たちです。つまり、そうした医師や妻を、患者の死に向き合えるように手助けしてあげなければならないということです。そうすれば、結果的にこれが臨死患者への手助けにもなり、患者を「受容」の段階に留まらせたり、あるいはそこへ到達させてくれることになるのです。

Q　死を受容することと、治療に前向きな姿勢、つまり生きようとする意志、生き続けて快方に向かうために闘う意志とは、どれくらい両立しがたいものなのでしょうか？

Ａ　私たちはみんな遅かれ早かれ死ななければならないのですから、死を受容できるようになることが、何よりも実際に達成可能なことです。患者は、自分の命に限りがあるという現実を受容すれば、彼あるいは彼女を生かそうと努力してくれている医師や治療チームの力になろうとして、全霊を傾けて彼らの手助けをする可能性が高まります。つまり、この二つの姿勢はたがいに妨げ合うのではなく、むしろ生への感謝を増したり、生きる意志を強めたりするのです。

Ｑ　私の両親は六十歳を越えています。両親の親しい友人たちは、いずれも死が迫っていたり、亡くなったりしているようです。私が実家に顔を出すと、母は、年老いて耄碌《もうろく》したくないというような話をします。人からいただいた贈り物などは、私が死んだらあなたがお持ちなさい、と言います。こういうことについて、私は両親に何と言っていいのかわかりません。

Ａ　しだいに年老いて友人や身内を一人ずつ失っていくのは、けっして愉快なことではないということを、あなたは理解しなければいけません。現代社会の多くの人びとが、年を取りたくないというのも無理はありません。自分の身の回りのことができなくなったときに、世話をしてくれるような大家族がないのですから。人生の最後の何年かを老人ホームで過ごすというのは、あまり愉快なことではありません。お母さまの身になって、お母さまが老年に達したらあなた自身はどうするつもりなのか、今のうちに考えるといいですね。お母さまの頭がまだはっきりしていて、来たるべき死までかなりの時期があり、老後について話し合いができる今のうちにお母さまの願いを聞いておけば、後々なにかと楽になるでしょう。

2　特殊なコミュニケーションの形

自分の要求、願望、感情を言葉にできる患者を扱うのは、比較的容易である。しかし、人工呼吸器をつけ、話すことのできない患者の数は増えつつある。老人の数が増加するにつれて、今後は脳卒中患者もますます増えるだろう。一命を取りとめたとしても、字を書くことも、自分の要求を言葉にすることもできなくなった患者たちである。私たちがとくに注意を払う必要があるのは、そうした人びとである。忘れてはならないことだが、これらの患者たちは、耳が聞こえていたり、こちらが触るとわかったりすることがよくあり、合図や信号を送ることもできる。ただ機械的にではなく、彼らと意味深い人間的関係を続けていくつもりなら、私たちはこれらの合図を受けとめ、理解しなければならない。

患者が自分のニーズを伝達するのに使える言語形式はいろいろある。幼児患者は、絵や遊びといった言葉によらない象徴言語で私たちに「話しかける」。もし、移植のための腎臓提供者を必死の思いで待ちわびている幼い患者が、症状の重い同室の患者たちをピストルで撃つまねをしたなら、その子は、同室の患者がさっさと死んでくれれば自分がその腎臓の一つを貰えるかもしれない、というせっぱつまった願望を表現しているのかもしれない。また、もっともニーズの大きいグループ（一般的にはもう少し大きい子どもや思春期の子どもたちであるが、死を恐れる大人も含まれる）は、言葉による象徴言語を使うかもしれない。病室にたった一人で酸素テントに入れられている幼い末期患者が、看護師に、「あたしがこのテントの中にいるときに火事が起きたらどうなるの？」と聞いたとすれば、患者が実際に言おうとしているのは、自分の無力感と死への恐怖である。病院職員には、ぜひともこうしたコミュニケーション方法を知ってもらいたい。

意識的であれ無意識的であれ、患者が自分の身体の変化を感知しているということは、きわめて重要だ。たとえば、後に脳腫瘍の手術中に死亡したある男性患者は、ロールシャッハ・テストでは、何度やっても、くすぶり燃える石炭と雪に見えると答えた。これは彼なりの象徴言語による表現だったのだ。

重篤患者、末期患者、障害のある患者らの使う象徴言語を学ぶことがどうして大事かといえば、それは、患者自身が死をどう思っているかについて、身体に起こりつつある変化を患者がどう自覚しているかについて、患者たちが私たちに多くのことを教えてくれるからだ。一番の好例は、子どもの描く絵だろう。それらの絵から、病巣の転移がいつ始まるかが事前にわかることすら、たまにある。このため、彼らとコミュニケーションができるようになるためには、そうした絵の意味を読みとり、解釈することを学ばなければならない。

Q　脳卒中のために口がきけない臨死患者には、どう対処しますか？

A　ともかく患者に話しかけ、イエスやノーの代わりになるような合図や信号を教えるように努めます。書くことができるなら、答えを書かせます。口に鉛筆をくわえて書けるようになる人もいますし、もうしゃべれないけれどトーキングブックを聴くことだけはできるという人はたくさんいます。ふつうに言葉で表現することができない患者には、こうした手段を用いる必要があります。

Q　言葉によらない象徴言語は、臨死患者にどれくらいの心理的効果がありますか。また、患者の使う象徴言語を家族がどの程度知っておくべきかを、どういうときに判断するのでしょう？

A　患者の家族が、臨死患者の使うコミュニケーション方法、とくに言葉によらない象徴言語を進んで学びたいというならば、私は時間も労力も惜しまず、家族に、患者の心の「読みとり方」と、よりよくコミュニケーションする方法を教えます。

Q　失語症の臨死患者には、どんな手助けをしてあげられますか。患者が何を求めているか、どうすればわかるのでしょうか？

A　書くことができる患者なら、話しかけて、紙と鉛筆を与え、筆談をしてみましょう。もう書けない患者なら、イエスとノーの代わりになる記号や合図を教えてあげます。私たちが「モノローグ・ダイアローグ」と呼んでいるものを、試してみてください。気長に時間をかけ、早々と諦めたりしなければ、そうした患者たちともこんなに会話ができるのだと驚くことでしょう。

「モノローグ・ダイアローグ」というのは、相手の質問を先取りして、こういう質問ですかと聞いて、イエスかノーで答えてもらうものです。答えがイエスなら、その質問に答えてあげます。そうして、相手がもう質問はありませんという合図を出すまで、このやりとりを続けます。

Q　先生のおっしゃるような言語形式が使えない場合、どうやって相手に話をしてもらったらいいでしょうか？

A　言葉による言語を使わなくていいときもあります。ただ親しみと思いやりを込めて接し、様子を見ているだけでいい場合もあるのです。話そうとしないからといって、相手を見放してはいけません。ただ黙ってそばに腰かけ、つねに相手に対する気づかいを示せば、こちらが何も言わなくても、時には相手のほうからコミュニケーションをとろうとし、不安を打ち明けてくれますよ。

Q　患者や家族の使う象徴言語をぱっと解釈して、きちんと応答するには、どういうやり方をしたらいいのでしょう？

A　いつもそんなに速く象徴言語を翻訳できるとは限りませんが、死が迫っている患者の家族が病室の外で待っているという状況なら、明日という日はないのですから、すぐに翻訳しなければなりません。臨死患者の場合は、家族が立ち会っていないとしても同じことが言えます。このような場合、たとえほとんど自信がなく、しばしば間違いを犯すとしても、私は翻訳に努めます。家族や患者は、私が努力したことをわかってくれています。それに、もし私がまちがった応答をしても、彼らは表現を変えて真意を伝えようとしてくれます。

Q　ごく急性の深刻な病気で、集中治療室や冠状動脈疾患集中治療室にいるような危篤患者には、どのように対処したらいいでしょうか?

A　そういう患者はきわめて重篤な状態で、周囲に向けて意思の伝達ができないかもしれません。あるいは、気管切開を受けているかもしれませんし、各種装置につながれているかもしれません。ある意味で、そうした救命装置が患者にとってむしろ障害になっているとも言えます。こうした患者のニーズに気づくことや、患者が目で意思伝達をしているかもしれないということに気づくことが大事です。また、ほんの少し長めに患者のそばにいてあげて、患者の出す合図に気づこうと努めたり、その合図に応答しようとすることも大事です。

Q　鎮静剤のために半ば意識の薄れている患者に対しては、どうしたらいいでしょうか？

A　患者の意識がはっきりし、自分のニーズを伝える時間がとれるように、鎮静剤の量を減らしてみます。もしあなたに鎮静剤の処方に関する権限がないなら、患者の意識が比較的はっきりしているとき、つまり、次に投薬する前に行ってあげればいいのです。

Q　言葉を使わなくなってしまった患者、現代社会の弊害をこうむってしまったような患者もいるのでしょうか？

A　いまはもう言葉を使わなくなってしまった、しゃべらない患者はたくさんいると思います。彼らはすっかり社会から疎外され、ひじょうに孤独で惨めな思いをしているため、声を出して助けを求めようとすらしません。ある女性患者の症例があります。彼女は、半ば意識がないかのような様子で、数週間も病室にぽつんと横たわっていました。誰もみな、彼女が死ぬものと思いました。見舞ってくれる人もありません。ところが、私どもの音楽療法士のひとりが彼女の病室にさりげなく入っていき、ギターの弾き語りをしたところ、彼女は突然目を見開き、驚いたことに歌い出したのです。歌い終えた彼女は、目に涙をたたえてこう言いました。「あなた、いったいどうしてこれが私の大好きな讃美歌だと知っていたの？」。音楽はこれまでまったく軽視されてきた言語形式ですが、このような患者に対してはひじょうに効果的に使えます。

Q　まったく口がきけない患者には、どう対処したらいいでしょう。たとえば、手を握るといった、言葉によらないコミュニケーションだけで足りるでしょうか。この方法が、看護スタッフが使うためのものであることはわかっていますが、患者の様子を案じている見舞い客や家族、あるいは、型どおりに「二時間ごと」にしか顔を見せない看護師は、患者にどんなことをしてあげたらいいでしょうか。昏睡状態の患者もあらゆる権利をもった人間であり、当然コミュニケーションをする権利があります。どうやって患者と心を通わせればいいでしょうか？

A　担当の患者が、話すことがまったくできないのなら、言葉によらないコミュニケーションと言葉によるコミュニケーションの両方が必要だと思います。まだ患者の耳が聞こえるなら、こちらから話しかけ、言葉を使って接するようにすべきです。耳の聞こえる患者に対して、耳も聞こえなくなっているかのような扱いをすべきではありません。見舞い客や家族が心配そうにしていたら、あなた自身が患者と言葉によらないコミュニケーションをして見せ、こういう方法がどれくらい心地よく喜ばしいものとなるか、お手本を示すのもいいですね。

Q　喉頭に挿管されていて口がきけない患者は、死への恐怖をどうやって看護スタッフに伝えるのでしょうか。また、スタッフはどういうふうにして、その患者の力になればいいのでしょう。私たちはどんなものに耳を澄ますべきでしょうか？

A　患者の目を見ることだと思います。その目に恐怖や不安が表われていたなら、そばに行って、「怖いんですか？」と聞いてみます。そのときに患者が瞬きしたり、かすかに頷《うなず》いたりしたなら、そばに座って、「何がそんなに怖いのですか。〇〇がですか、××がですか？」というふうに、患者が怖がっていそうだと思えるものの例を挙げて聞いてみます。ある例を挙げたとき、患者が手をぎゅっと握ってきたら、具体的にそれのどういう点が怖いのかというやりとりをし、「その恐怖と不安がなくなるまで、ついていますから大丈夫ですよ」と言って安心させます。何より見事にこれを実践した例のひとつに、メニンガー財団会報一九七二年五月号に掲載されている、シャーマン博士の報告があります。この中で博士は、医者であり患者となったある人が、人工呼吸器なしでは呼吸ができない状態だったため、この種の不安を感じていたという話を書いています。別の医師がやってきて、ぼくがずっとそばについているからねと言っただけなのですが、それだけのことでこの患者は不安から解放されたそうです。

Q　大脳動脈硬化症（痴呆）で、ほとんどいつも周囲の出来事について正しい認識ができていない老人患者には、どう対処したらいいでしょうか？

A　そうした患者は一人ひとり、新生児のように扱います。ものを食べさせ、下の世話をしたり、身体を拭いてやったりして、つねにさっぱりとさせ、温かく快適にしてあげます。身体を撫でたり、赤ちゃんにするのとまったく同じように話しかけたりします。患者は、言葉で感謝をあらわすことはできないかもしれませんが、思いやりや愛情や優しさははっきりわかっていますよ。

Q　象徴言語に関する情報はどこにありますか。一番いい資料は何でしょうか?

A　臨死患者の使う、言葉による象徴言語および言葉によらない象徴言語に関する出版物は、まだ一冊もありません。要望があれば、著者から教授法のテープ一式をお送りします。

Q　言葉によらない象徴言語がどういうものなのか、よくわからないのですが。病室中が夫のもってきてくれた花でいっぱいになっていると想像した女性患者が、その想像に身をこわばらせてスタッフの手を握りしめることも、そうなのでしょうか?

A　そうです。言葉を使わないコミュニケーションはどれも、言葉によらない象徴言語です。しゃべれない患者が怯えたような表情をしたなら、その人は言葉を使わずに恐怖を表しているということです。

Q　何年間も意識不明になっている末期患者については、どうしたらいいのでしょう?

A　これは難しい質問です。どうお答えするのがいいか、私にはわかりません。人を殺すなんて、とてもできません。私は慈悲殺《マーシー・キリング》†には断固反対です。人為的に延命することなく、私たちの知る最善の方法で彼らを治療しなければならないのです。ありとあらゆる機械を使って、肉体を機能させ続けることが正当だとは思いませんが、意識不明でも快復する見込みのある患者なら、最高水準の医療を受けるべきだと思います。昏睡状態の患者が周囲の状況をわかっているということは、よくあります。このことを知っておくのは重要です。世話をしてくれる人が患者の身体に触れると、患者はしばしば反応します。看護師たちが「どのみち患者には聞こえていないだろう」と思い込んでしゃべったことが、じつは聞こえていたと、患者が後になって話してくれることがよくあります。

†訳註　安楽死など、慈悲の情から患者の生命を絶つこと。

Q　明らかに助けを必要としているのに、言葉の壁があるためにコミュニケーションができない患者に対して、どうしたら効果的に接することができるでしょうか?

A　もし患者が外国語しか話せないとか、英語がうまく使えないというなら、地元の大学に患者の話す言語がわかる学生がいないか、あたってみましょう。ほんの少し努力すれば、そうした学生が見つかるはずです。その人に時どき患者を訪ねてもらって、患者の基本的ニーズのいくつかを伝えてもらえばいいのです。

Q　人が死ぬとき、五感の中で最後まで残っているのは聴覚だというのは本当でしょうか。だとしたら、死に瀕している人のそばにいるときには、自分がここにいることを声で相手に知らせて、安心させるべきでしょうか。このことで相手は救われるでしょうか、それとも、かえって相手を不安にさせてしまうでしょうか？

A　まもなく臨終というときに、誰かがそばにいて自分の手を握ってくれているとわかれば、とても安心するだろうと思います。その人は、患者のそばに腰かけてたえず話しかける必要はありません。ただ「あなたの娘はここにいるわよ。聞こえる？」などと言って、手を握り、相手が元気なときには言うのをためらったようなことでも、何でも話せばいいのです。

Q　半昏睡あるいは昏睡状態の患者が安らかに死んでいくかどうか、どうしてわかるのですか？

A　昏睡状態になる前にその患者のことを知っているのでない限り、私にはわかりません。

Q　まったく話せないにもかかわらず、どうしても言っておきたいことがありそうな患者がいるとしたら、どうやってこの患者の望みを確かめればいいのでしょう？

A　その患者のことをよく知っているなら、しばらくのあいだ患者といっしょにいて、イエスかノーかの合図を決めておき、当てずっぽうにあれこれ聞いてみるのもいいかもしれません。それでも患者の要求に思い当たらないなら、患者のことをもっとよく知っていて、患者の願いを探りあててくれそうな近親者がいないかどうか、調べてみましょう。

Q　ひどい抑鬱状態で、家族や肉親に会おうとせず、看護スタッフに腹を立ててばかりで、しかも死にたがっている女性患者がいるのですが、どう手助けしてあげたらいいでしょうか。どうしたら彼女の心を動かせるのでしょうか。彼女は七十八歳で、パーキンソン病と診断されています。外国語を話すので、言語の壁があります。また、とても強い意志の持ち主です。

A　その年齢で、家族に会おうとせず、腹を立てている患者と聞くと、もしかしたら家族側の入院のさせかたがまずかったか、あるいは家族が本人に相談もせずに老人ホームに入れてしまったことがあるのかもしれません。誰か彼女と同じ言語を話せる人で、親族以外の人を探してみてください。そうすれば、この患者は自分の怒りについて話せるかもしれませんし、身内以上に親しくなれる友人を見つけることになるかもしれません。また、家族が彼女に腹を立てたままでいて、後々彼女が死んだときに罪責感に囚われてしまうことのないよう、誰かが家族の面倒を見てあげないといけません。

Q　死期がすぐそこに迫っているのに脳卒中で話せない患者には、どう接したらいいでしょうか？

A　ただ患者のそばに腰かけ、手を握ってあげます。

Q　昏睡状態にある人が何かを感じとる、ましてや、部屋にいる人たちの声が聞こえるということがあるのでしょうか？

A　はい、よくあることです。昏睡の程度によりますが。

Q　臨死患者が昏睡状態のときは、患者の家族にどう対処しますか？

A　いつでも家族の役に立てるようにし、聞かれたことに答えるようにします。また、家族全員が患者のベッドをぐるりと囲み、これといって何もせずにただ腰かけて患者の死を待つ、というようなことにならないよう配慮します。この状態が何日も何週間も、時には何ヵ月も続くことがありますから、家族がいつもどおりの生活ができるよう手助けしなければなりません。若い人たちはデートもするでしょうし、必要なら映画にも行くでしょう。ふだん家族がやっていたことを、すべていつもどおり続けられるように手助けすべきなのです。そうしないと、家族はどんどん疲弊し、ますます苛立ってきます。

患者が亡くなった後に、今度は家族に助けが必要になりますが、その理由のひとつは、心身ともに疲弊しきるほど延々と待たされると、家族はその間に怒りや罪責感や恨みを覚えるようになるからです。

Q　死ぬのも怖いけれど、万一生き長らえたとしても障害を抱えることになってしまうために落ち込んでいる重症患者には、どう接したらいいでしょう。障害を抱えるというのは、手とか足を切断されるということですが。

A　患者が、障害をもつことにどんな不安を抱いているか、よく話を聞いてみましょう。あるいは他の患者で、手とか足を切断されながらも生き長らえ、しかも体を上手に使って普通に生活しているような人たちを紹介するのもいいでしょう。同じような悲劇を経験して、しかも立派な人生を送っている他の患者ほどいいセラピストはないと思います。

Q　三十歳の独身女性の患者のことなんですが、もし彼女にその気があるとして、彼女が自己を表現し、死についての考えを言えるようにするには、どう手助けしてあげるのが一番いいのでしょうか。彼女はドイツ語しか話しません（私もそうです）し、右手が麻痺しているうえに、嚥下障害があるのです。

A　同じ言語を話す友達がいるのですから、彼女は幸運ですね。死について話すことをあなたが恐れないとして、もしも彼女のほうから、これこそが彼女の話したいことなのだという合図が、どんなものにしろ、あったなら、あなたは彼女と話し合うことができるはずです。

Q　臨死患者とコミュニケーションをするときは、患者が使っているのと同じ種類の言語で意思を伝えるのでしょうか。例えば、患者が象徴言語を使って話すというとき、先生も象徴言語で話をするのですか、それとも、平易な英語《プレイン・イングリッシュ》に翻訳するのですか？

A　たいていの場合、私は患者が使うのと同じ言語を使います。患者がそれを平易な英語で言えそうだと感じたときだけは、英語に切り替えることがあります。このときに患者が同じように英語を使わないなら、象徴言語に戻します。

Q　言葉によるものであろうとなかろうと、象徴言語によるコミュニケーションにおいては、どうしたら相手の言っている内容を聞きとれるようになるのでしょうか。ふつうの言葉ではないものを、もっとよく聞けるようになるには、どうすればいいでしょう？

A　時間をかけて根気よく「その道の達人」に学びます。達人たちに同行し、いっしょに患者のベッドサイドに座らせてもらい、この分野では自分よりも経験豊かだと思われる人たちの仕事ぶりを観察させてもらうのです。

Q　平易な英語でのコミュニケーションにこだわるのをやめ、患者の使う象徴言語を使ったほうがいいとする切り替え時は、どうしたらわかるのでしょうか？

A　患者が平易な英語でなく、言葉によらない象徴言語を使うのは、たいていの場合、まだ英語で表現する心の準備ができていないからです。患者がほぼその話をする気持ちになっていると感じたときに私がよく使う手は、「彼は自分の最後のときのことを話しているのかしら」とひとりごとを言う、あるいは部屋にいる第三者にそう話しかける、という方法です。すると患者は、「そうなんです。それこそが私の話そうとしていることです。私はきっと余命いくばくもありません」と言い、やがて、平易な英語で話し始めます。もし患者が私の問いかけに反応しないなら、私は患者の使う象徴言語を使い続けます。

Q　この患者は本当に象徴言語で話しているのだろうか、あるいは、自分はその患者の言語を自分自身の必要から勝手にこんなふうに解釈しているのではないか、といった疑問は抱かないのですか？

A　患者とコミュニケーションをして、患者がどんどんそれに応えてくれれば、私は自分が正しい解釈をしたのだと考えます。私たちは、自分自身の必要からこの仕事をしているのではありませんし、たんに自分の欲求をみたすためにしているのでもありません。それを確実にするために、私たちは職種の壁を超えたすばらしいチームを作って、たがいの仕事ぶりを確認しあっていますし、もしも誰かが深入りしすぎたり、治療的でなくなったりしたら、腹蔵なく話し合い、たがいの誤りを正せるようにしています。

Q　脳卒中患者で、重篤であるにもかかわらず、死の恐怖を言葉に出せない患者には、どんなコミュニケーションをしてあげたらいいでしょうか？

Ａ　私なら、彼女のそばに腰かけて、その髪をなでながら、ひとこと、「つらいわよね?」と声をかけてあげます。このとき、彼女の表情とか、彼女があなたの手を強く握ろうとする様子から、怖がっているのか安心しているのかが読みとれます。これは彼女の側からの言葉によらないコミュニケーションのひとつですが、それに対して、あなたのほうは声に出して彼女と話してもいいのです。

Ｑ　先生はどんなふうにして、患者や家族の使う象徴言語をすばやく翻訳して、きちんと応答しているのですか。よく使われる言い回しなどがあるのでしょうか?

Ａ　これはほとんど経験の問題ですね。私たちは今も多くの間違いを犯しますし、正しい解釈ができないこともしばしばあります。けれど私は、何も努力しないよりは、やってみて失敗するほうがいいと確信しています。

Ｑ　患者の感情が言葉にされているわけでもないのに、言葉によらないコミュニケーションを観察し、理解した内容が正しいかどうかを、どうして確かめることができるのですか？

A　患者が好意的かつ肯定的に答えてくれるなら、自分の観察が正しかったことがわかるでしょう。患者が何の感情も表現したがらないときは、無理をさせてはいけません。言葉によってであろうとなかろうと、あなたが「押しつけがましい」人かどうかを教えてくれるのは、他でもない、患者たちなのです。

3 自殺と末期疾患

医療に従事する人の多くは、患者に重病だと告げることを恐れている。真実を知れば、患者が自殺を考えるかもしれないと思うからだ。しかし、そう信じるに足る裏づけはない。重病であることを穏やかに告げられ、同時に希望も与えられる患者は、私たちが通常考える以上に、その悪い知らせに勇敢に対処できる。

実際に自殺を考える患者は、次のようなカテゴリーに分類される。

(1) 物でも人でも、すべて自分の思うようにならないと気がすまない人。

(2) 悪性腫瘍だと告げられ、「もうわれわれの手には負えません。病院に来るのが遅すぎたんですよ」といった、残酷な言われ方をした人。

(3) 人工透析を受けている患者や、臓器移植の可能性のある患者で、あまりに大きな希望をもたされ、自分の病状について非現実的な評価をされてきた患者。この人たちはにわかに絶望し、「受動的自殺」と呼ばれる方法で死亡することが多い。

(4) この一大事に際して、無視され、見捨てられ、ひとりぼっちで、医療面、精神面、宗教面できちんとした手助けをしてもらえない患者。

みずから生命を絶つ可能性のある末期患者のうち、最後に挙げたグループは、多くの場合、一般的な意味での信心深さはないが、命に限りがあることを受容して、無駄に思える苦しみの中であと数週間とか数ヵ月を生き長らえるよりは、むしろ死ぬ過程を短くするほうがいいと考える人たちである。

Q　患者の中には、死の現実に直面するには「危険度の高い」、つまり自殺の恐れがある人もいるのでしょうか？

A　ええ、世の中には、つねに明日があると考えて生きている人たちがいます。彼らは、これまでに一度も深刻な悲劇や喪失に直面したことがなく、自分の死を現実問題としてとらえたことがありません。このタイプの患者は、自分の存在そのものを脅かすような突然の悲劇に見舞われると、かなり深刻な「抑鬱」に陥ったり、徹底した「否認」に逃げ道を見出そうとしたりするでしょう。そうなると、治療、話し合い、予後の管理がはなはだ難しくなります。中には、つねに自分が主導権を握っていないと気がすまないという患者がいますが、そういう人が末期疾患という現実に直面すると、自分の主導権が奪われたように感じるのです。こうなると、主導権を取り戻す一つの方法は、自殺を考えることとです。この最後のタイプの患者に対しては、きわめて有効な「手だて」がいくつかあります。看護師や医師がすべきいかなる診療・看護処置も、事前に患者に相談してから行なうようにするということです。これこれの処置を午前中にするか午後にするかを、すべて患者に決めてもらうのです。こうすれば、患者はひとつの選択権を得ることになり、いくつかの処置について、少なくとも時間の選択だけは患者が主導権をもつということになります。また、患者の家族も、事前に患者を電話口に呼び出し、見舞い客が行ってもいいか、それとももっと後にしてもらいたいか、と聞けばいいのです。これもまた、見舞い客に来てもらう日時を、自分が管理しているような感じを患者に抱かせます。まわりの人間がちょっとしたことを上手に操ってやれば、多くの場合、患者の精神状態はぐっとよくなります。この操作は、自分がまだ重要な人間だと思われているという思いを患者に与えるよう、きわめて意図的にやります。こうした患者には、医療面からみて可能な限り、多くのことを本人に決めさせるといいでしょう。

Q　少数ながら実際にガン患者が自殺した事例において、自殺の時期はだいたい、患者が初めてガンだと知った時期、つまり、まだ病状が重くなく、痛みもあまりない時期ですか？

A　悪性腫瘍の初期段階で自殺未遂をしたとか、あるいは実際に自殺したという事例は、多くないようです。自殺は、病気の末期段階のほうがずっと多く起こります。末期になると、もはや身の回りのことが自分でできなくなり、痛みも我慢できないものになります。また、入院費用がかさむと、家族のことも心配になりだすので、患者は、家族の心身の苦痛を減らし、後に残していく家族の支払いを少なくしようとして、自殺を考えるのです。

Q　自殺する人たちは死を否認しているのだとお考えですか、それとも死を受容しているのだとお感じになりますか？

A　どちらもあると思います。

Q　自殺の恐れがある患者は、その意図があることを象徴的にほのめかします。「お手伝いをする」人がこうした患者に働きかけるときは、迫りくる死を予感している人や、末期患者に対するのとは違う方法をとるのですか?

A　末期疾患でなくとも、自殺の恐れがある患者は、その意図を象徴的にほのめかすと思います。そういう患者は助けを求めているのですから、率直に患者を受け入れ、自殺が防げるよう、あらゆる手段を尽くして、救いの手を差し伸べてあげるべきです。

Q　自殺と末期患者について、どうお考えですか?

A　私たちの扱った八百名を超える末期患者の中には、自殺を図った人はごくわずかしかいませんでした。自殺による死亡率がもっとも高い集団はおそらく、人工透析を受けているとか、臓器移植の機会を待っている人たちでしょう。彼らには臓器移植という大きな希望があるにもかかわらず、普通人のような活動はほとんどできません。移植の順番がなかなか回ってこなかったり、合併症を起こしたりすると、多くの場合、患者はすべての希望を捨ててしまうので、自殺の恐れがひじょうに高くなります。彼らはよく、私たちが「受動的自殺」と呼んでいることをします。つまり、してはいけないと言われていることをわざとするのです。水分を大量にとることもあれば、薬の服用をやめてしまうこともあります。致死量の薬を飲んで自殺するのではなく、そうやって半受動的に死を早めるのです。

Q　これまで自殺の恐れのある末期患者を担当したことがありますか。もしあるなら、その状況にどう対処しましたか？

A　もし末期患者が自殺を思いつめ、そう打ち明けてくれるなら、現状の何が理由で生きていくことが耐えがたくなったのか、聞いてみます。痛みがひどくてたまらないからだというなら、患者が楽になるように、鎮痛剤の処方を変えなければいけません。家族に見捨てられてしまったからだというなら、家族の関心を取り戻せるように働きかけてみます。それができないなら、私たちが訪問回数を多くしたり、代理家族《フォスター・ファミリー》を見つける努力をしたりして、家族の代わりになるように努めます。おそらくボランティアの人で、臨死患者を世話する訓練を受けていて、こういう仕事の好きな方が、代理家族になってくれるでしょう。私たちは、患者が自然死で寿命をまっとうするまで、そのお手伝いをするべく、人間の力が及ぶ限り、あらゆることをしています。ここ数年ずっと、患者の身体的、精神的、宗教的ニーズにうまく対処できたので、その間の自殺は一回しかありませんでした。もしある病棟で末期患者の自殺が多いとしたら、そこのスタッフは患者の扱い方を再検討すべきでしょう。

Q　死を望んでいる人、たとえば自殺の恐れのある患者とか、麻薬やアルコールの依存症患者には、どのようにして、もう一度やりなおして有意義な人生を楽しもうといった「生きる意志」を持たせるのですか?

A　いちばん大事なことは、そういう患者を善悪で判断しないことです。あるがままの彼らを受け入れ、なぜ麻薬やアルコールで自分をだめにしてしまうのか、あるいは、なぜもう生きる意志がないのか、その理由を見つけようとしてください。理由が見つかったときはじめて、本当に彼らを助けることができるのです。もちろん、そういう患者には専門家の助けが必要です。

Q　末期患者にはみずからの生命を奪う権利があるとお考えですか。また、私たちには、そうした行為をさせないようにする権利があるのでしょうか?

A　私たちの目標は、人の生命を奪うことではなく、彼らが天寿をまっとうするまで生きる手助けをすることです。ある患者がひどく落ち込んで、もう死にたいと思っていたら、私たちは何より先に、この患者をその「抑鬱」から救い出す努力をしなければなりません。もし、ある末期患者が自分の命に限りがあることを認め、身辺整理をし、そのうえで死にたいと思うなら、私たちにはそれを防ぐことはできませんし、患者の決意をとやかく言ってはいけません。けれども、そうした患者が私たちの看護下にある限り、私たちは全力を尽くして、患者の人生を、有意義だとはいわないまでも、まずまずのものにさせ、天寿をまっとうするまで頑張れるようにすべきです。

Q　自殺した人の死を、その家族や友人が受容できるようにするには、どんな手助けをしたらいいでしょうか？

A　自殺死があった後、その家族や友人は、死に関する段階をすべて経験することになります。愛する人がそういう死にかたをしたのですから、普通の死以上に罪悪感や後悔があるのが一般的です。家族が平安と「受容」の段階に達するには、多くの場合、専門家の手助けが要ります。当然、この深い悲しみは、その人が通常の原因で死んだ場合よりもずっと長く続くでしょう。

Q　医療スタッフに安楽死を依頼する患者や、薬を飲まないことによってみずからの命を絶とうとする患者のことを、どうお考えですか？

A　患者に無理やり薬を飲ませることはできません。もし患者が人工透析や、さらなる治療、あるいは薬物療法を拒む場合、患者の精神は正常なのですから、患者には自分の身体のことを自分で決める権利があるということを認めなければならないでしょう。もし患者が神経性鬱病ならば、患者をその病状から救い出すことが私の義務だと考えます。それでもなお患者が治療や薬を拒むなら、私は彼の決意を受け入れます。患者が慈悲殺を望むなら、なぜそうしたいのかを知りたいと思います。痛みを軽減してもらえていて、身体的、精神的、宗教的にもきちんと助けてもらえている患者なら、おそらく千人にひとりといった、ごくまれな場合にしか、慈悲殺を願い出たりはしないでしょう。私たちの役割は人を殺すことではなく、死ぬまで生きるお手伝いをすることです。私はいかなる慈悲殺にも断固反対ですし、慈悲殺にはいっさい関与しないつもりです。

Q　自殺による死を考えている患者は、「反応性悲嘆」とか「静かな悲嘆」と呼ばれるタイプの鬱病を経験するのでしょうか？

A　自殺を考える患者たちも、一般の死と同じように、準備的悲嘆をゆっくりと意識的に経験するのだと思います。もちろん、患者が死の過程の諸段階を通過しないで自殺するということもありますが、それはたいてい麻薬やアルコールの影響を受けていて、ものをきちんと考えられない人たちです。また、精神病患者が自殺を図るのは、精神病でない患者が自殺するのとは別の理由からです。

Q　完全に「受容」した後の、おそらくは苦痛や責任から逃れるための自殺は、死の最終段階の正常な結末だといえるでしょうか。それとも自殺はつねに異常な行動でしょうか？

A　いいえ、自殺がつねに異常な行動であるとは思いません。やり残した仕事を済ませ、身辺の整理をしてしまった患者が、安らぎと「受容」の段階に到達し、その後に人生を終わらせる、という話は耳にします。それは、家といくらかの金銭を妻子に残すためだったかもしれないし、あるいは、すでに死ぬ覚悟ができていたため、死ぬ過程を引き延ばすことに何の意味も見出せなかったからかもしれません。

Q　自殺することがその人の主体性を保つ手段だとしたら、いったい自殺のどこがそんなに悪いのでしょうか？

A　末期患者を対象にしてこの仕事をしていくうちに、私たちはものごとを簡単に決めつけないようになりました。人が自殺を考えるとき、それは善悪の問題ではありません。私たちにとっては、なぜこの人は自殺をしたいのかという、理由の問題なのです。いつどのように死ぬかということまでも自分で決めたいという、この恐るべき欲求はどこから来るのでしょうか。患者が死とその過程を恐れないなら、支配しようとは思わなくなり、自然な死を待てるのです。とはいえ、たいていの患者は、この境地に達するのに、カウンセリングをほとんど必要としません。

Q　自殺はすべての人の権利であるべきでしょうか。だとすれば、自殺の日時、場所、手段について、どんな制限や条件があるべきでしょうか？

A　自殺がすべての人の権利であると公言していいとは思いません。かつてフランスでは、自殺はごく当たり前の行為だと考えられていた時期がありました。「保健局」のようなものがあり、自殺したい人たちはそこで毒薬を手に入れることができました。私は慈悲殺に意義があるとは認めませんし、自殺を公然と助長することも、いいとは思いません。私たちの役割はつねに、人生を意義深く有益なものにすることです。ですから私たちは、有意義に生きるために、また、時間とエネルギーとを、自殺を考えることにではなく生きることに費やすために、必要な手助けで利用できるものはすべて利用すべきなのです。もし「医学の力の及ばない」末期患者が、たんに薬の服用を止めることによって自殺を考えるとか、その先の治療を拒むというなら、その患者にはそうする権利があると思います。たぶんに主観が入っていますが、以上のようなことが、これ以上人為的な延命はさせまいとして患者が自ら死ぬ権利と、自分自身の生命を実際に奪うことについての、私なりの判断と識別をふまえた考えです。

Q　自殺する患者も、末期患者が通過するのと同じ死の準備段階を通過するのでしょうか？

A　自殺する患者のうち、多くの人は同じ諸段階を通過すると思います。神経症患者で、慢性的「抑鬱」が長く続き、自分の生命を終わらせることを意識的にゆっくりと考える時間がある患者には、このことが当てはまると考えていいでしょう。けれども、精神病患者が突発的に自殺衝動に駆られた場合はこれに該当しないでしょうし、麻薬の使用中に自殺する患者も当てはまらないでしょう。

Q　思春期の若者の自殺、つまり、本質的に身体は健康でありながら、情緒的問題のある人の自殺についてはどうお考えですか？

A　もちろん彼らには精神医学的な手助けが必要です。また、その親たちもそこに参加させるべきです。

4　突然死

ある日突然やってくる、愛する者の予期せぬ死。これはひじょうに痛ましい出来事である。死を否認する現代社会において、私たちは、病気でない場合の家族の死に対して、じゅうぶんな心構えができていない。病気ならば、死という最終的結末に対して、少しずつ覚悟ができる。

もっとも重要なことは、遺族が癒やされることのない精神的外傷を受けることのないよう、また、果てしない苦悩を味わうことのないよう、私たちが手助けするということだ。じゅうぶんな力添えがなかったために、癒やされない悲嘆を何年も味わう人、あるいは、後に精神医学的な治療が必要になる人、そういう人びとがあまりにも多い。

Q　死の準備段階を通過するいとまもなく突然に、あるいは暴力的な形で、身内が亡くなったとき、どうやってその家族を助けてあげたらいいでしょうか？

A　彼らには「衝撃」と「否認」の状態から脱するための、じゅうぶんな時間が与えられなければなりません。また、死が起こった後で、この準備段階をすべて通過しなければならないでしょう。

Q　重症の心臓発作から快復した患者が突然死の恐怖を克服できるようにするには、どう助けてあげたらいいでしょうか？

A　重い心臓発作を経験した後に快復した患者の多くは、不安過剰になります。そしてつねに、また心臓発作を起こすのではないか、突然に死ぬのではないか、と恐れています。これらの患者に必要なのは、なんらかのカウンセリングをして不安感を取り除いてあげるとか、たとえば自転車を漕ぐといった、運動をする手助けをしてあげることです。そうすれば、主治医の許す範囲で、ふつうの人と同じような生活ができます。こうした患者の多くはつねに緊張と不安でいっぱいなので、多くの場合は専門家の指導のもとに、運動をしたり、できるだけふつうの生活ができるようにしないと、発作が再発する可能性はもっと増してきます。

Q　子どもの突然死を、家族はどう受容したらいいでしょうか?

A　子どもの死を受容することほど、難しいことはありません。しかもそれが突然死で、その子の家族に何の覚悟もできていなかったなら、家族が悲嘆を乗り越えるのに何年もかかることがあります。ですから、これらの家族を見捨てることなく、子どもの死後何ヵ月でも、親兄弟が死の諸段階を経験していく間は、いつでも彼らの求めに応じられるようにすべきです。

Q　不慮の事故があってまもなく突然死した場合、あるいは急に重い病気になり、思いがけなく死んだ場合、どんな言葉をかけたらいいでしょうか。また、どうしたら関係者の役に立てるでしょうか?

A　そのような予期せぬ死の直後しばらくは、私たちが家族にしてあげられることはほとんどありません。ただし、いつでも家族の求めに応じられるように待機し、死に引き続いて行なわなければならない決まりごとや習慣については、積極的に助けるようにします。こうした家族のほとんどは「衝撃」と「否認」の状態にあることでしょう。彼らに必要なのは、てきぱきと冷静な判断ができ、近親者に連絡してくれたり、葬式の段取りなどをしてくれる人なのです。

Q　臨死患者のいちばん近い身内が亡くなったとき、その患者にどう対処しますか？

A　患者が死の過程にあるときに、患者の大切な人が死んでしまうことは、私たちが直面しなければならない、もっとも困難なことのひとつです。私たちはある病院で約八百名の末期患者にインタビューしましたが、その病院でのある死は、おそらく特筆すべきものでしょう。私の人生の中でもっとも大きな衝撃を受けた出来事のひとつでした。それは、私のガン患者の多くを治療してくれた、もっとも大切な外科医であり内科医だった医師の死です。彼はある朝、回診直前に心臓発作で突然亡くなりました。暗にあるいは率直に彼に信頼を寄せ、彼を深く愛していた彼の患者の多くは、すさまじい精神的衝撃と極度の苦悩に陥りました。何人かの患者は、この先もう手術は受けたくないと言いました。なぜなら、彼らはこの外科医の死を、もうこれ以上どんな手術も必要ないというしるしだと考えたからです。これほどに大切な人を失うと、人は途方もなく大きな悲嘆を味わいます。私たちの患者にはすべて、世話をしてくれる大事な人物の死を直視できるようにするための、カウンセリングが必要でした。もちろん、女性の末期患者が入院中に夫を失ったり、女性でも男性でも末期患者がその入院中に子どもに死なれたりしたなら、同じことが言えます。彼らには事実が告げられるべきです。末期患者だからというだけの理由で、彼らに真実を告げずにおくべきではありません。誰かが時間を割いて、彼らにそれを知らせ、それから、彼らがこの大きな喪失を乗り越えるための手助けが、必要なときにいつでもできるようにしておかなければなりません。

Q　ある人が事故で死に、その直後に家族が救急処置室へ入って来た場合、その家族にどう対処したらいいでしょう？

A　その人の死を医師がきちんとご家族に知らせること、しかも、この任務を看護師や他の医療スタッフに任せないこと、それが非常に大事です。看護師にはできないということではありません。ときには看護師のほうが医師より適切に対処できることがありますす。しかし家族にとっては、医師がその場に立ち会っていたということ、死を回避するためにできるだけのことをしてもらえたということを、知ることが重要なのです。もし医師の姿がどこにも見えなければ、家族は、まだ助けてもらえたかもしれないときに医師がその場にいなかったのだと思い込みます。こうした死の知らせは、電話でしてはいけませんし、廊下や救急処置室で行なってもいけません。救急処置室の近くにある、静かで小さな「叫びの部屋」ですべきです。その部屋でなら、家族が腰をおろせますし、コーヒーとかソーダ水といったものが飲めるでしょう。医師はその場にしばらく家族といっしょにいて、質問に答えたりします。やがて医師は仕事に戻らなくてはならなくなりますが、医療スタッフがもう一人、家族が心身ともに病院を去れる状態になるまで、いっしょにいてあげるべきでしょう。これは、できれば牧師、ソーシャルワーカー、看護師、訓練を受けたボランティアといった人がやるといいでしょう。家族の人たちには鎮静剤などを飲ませるべきではありません。むしろ、泣きわめくのでも、祈るのでも、誰かを罵るのでも、何でも彼らのしたいように、感情を吐き出してもらうべきです。多くの場合、家族は「衝撃」あるいは「怒り」の状態にあります。このことは理解してあげないといけませんし、時にはボランティアが家族を自宅まで送っていかなければならないかもしれません。亡くなった当日に家族と「叫びの部屋」で同席した医療スタッフは、四週間後には家族に電話をし、その家族があらためてこの出来事のことで話をしたいようなら、もう一度病院に来てくれるよう促すべきです。家族の人たちは、たいていの場合、このような話題を心から歓迎します。そうして、精神的に動揺の激しいときにはすぐには出てこなかった質問をします。家族の多くは、「彼はもう一度目を開けましたか」、「私の名前を呼びましたか」、「病院に運ばれたとき、意識はありましたか」などと質問します。これらの質問に答えてもらえたとき、家族は、このように死の現実に直面することの意味を理解するでしょう。家族が悲嘆と哀悼の過程をたどり始めるのは、多くの場合、この二回目の面会以降です。

Q　突然死についてはどうお考えですか。家族がこれを受容できるようにするには、どんな手助けをするのでしょう?

A　不慮の死があったときは、家族が遺体を見るのを妨げないことが大事です。自殺した患者、あるいは事故の犠牲となった患者は、多くの場合、ひどい損傷を負っているので、病院職員は家族に遺体を見せないようにします。このことが遺族に多くの心理的問題をもたらします。看護師が遺体を見るに耐えるよう整え、本人だとわかる遺体の一部だけでも家族が見られるようにし、家族を死の現実に直面させることが大切です。もし私たちが家族に遺体を見せないようにしたなら、家族はこれから何年も「否認」の段階に留まり、死の現実を完全には直視できないかもしれません。

Q　身内が不慮の死を遂げたとき、もしも家族の中に多くの罪責感があって、死という主題を避けるために全面的な防衛メカニズムが働いているとしたら、家族をどう助けるのがいちばんいいでしょうか？

A　時間をかけ、根気よく手助けしてあげれば、家族はその非業の死について語れるようになるかもしれません。こうした家族のなかには、その後何ヵ月も、ときには何年も「否認」の段階に留まる人たちもあり、彼らが死を受容するには専門家の助けが必要です。

Q　子どもが病院に小手術を受けに来たとします。子どもも両親も準備万端整えてのぞんだ小手術ですが、(麻酔、出血その他の原因で) 思いがけなく突然に子どもが死んでしまった場合、誰が家族を助けるのでしょうか。たいていは医療チームも含め、誰もが精神的に動揺しています。医療スタッフも同じくじゅうぶんな心構えがなく、こんなことが起こるとは思っていなかった場合、スタッフはどうしたら家族を助けられるでしょうか？

Ａ　私たちスタッフは、時間をもうけて一ヵ所に集まり、事態を検討したり、自分たちの感情をすべて正直に話したりしなければなりません。たとえそれがいっしょに泣くということになったとしてもです。亡くなった患者の看護に直接関わらなかった職員なら、その患者と密接に関わった他のスタッフを助けるのに最適の立場にいるでしょう。患者のお世話をする者として、私たちは、自分の感情を整理できたときにはじめて、家族がこの重大局面を乗り切れるような手助けをすることができるのです。

Ｑ　突然死のときは死体解剖が義務づけられています。身内の人たちの多くは、これは故人に対するさらなる冒瀆だと考え（彼らは「故人はすでにじゅうぶん苦しんだ」と言います）、自分たちには検死を止めさせられないことにひどく憤慨します。どうしたら彼らを助けてあげられるでしょうか？

Ａ　検死解剖は外科手術と同様、最大限の配慮と敬意を払って行なわれるということを、彼らに説明すべきです。検死で得られた情報は死因の解明に役立ちますし、はたして自分たちは現在の医療水準でなしうる手段をすべて尽くしたのかという、自責の念や懸念を解消してくれるかもしれません。

Q　いわゆる「乳幼児突然死症候群」で死んだ赤ん坊の両親を、どう助けたらいいでしょうか？

A　私たちはまず、両親が子どもへの注意を怠ったのではないと断言し、こうした突然死の原因は厳密にはまだ解明されていないのだと言って彼らを納得させます。また、SID（乳幼児突然死症候群全国協会）に問い合わせてみるようにも言います。この団体は、このような経験をした親たちの会ですから、こうした家族をずっとよく助けてあげられることでしょう。

Q　患者が、救急処置室の出入り口に、亡くなった状態で到着したときは、たいていの場合、救急車の運転手は遺体を直接霊安室へ運ぶよう言われます。そのため、私たち看護師は「手を貸す」必要がありません。しばらくして家族が到着しても、彼らには遺体と対面する機会もなく、何の手助けや案内もないままです。私は看護師として、このことをとても気の毒に思い、こういう状況にならないようにしています。こうした状況をもっと人間的に処理する方法があるはずだと思うのですが。

A　あなたがこの状況を気の毒に思うと知って、私としては、こうした無慈悲な慣例がなくなっていくことに多少の希望が見えてきました。スタッフとしては、その状況をそういうふうに処理し、何もかも避けるほうが「ずっと楽」かもしれませんが、それは確実に、多くの心痛、苦痛、憤り、解消されない悲嘆につながっていきます。遺体と対面できる場所、家族が当初のショックから立ち直れる場所、電話や化粧室があって、コーヒーの一杯も飲める場所、家族が黙って座っていられて、早々に追い出されたりしないような場所があってしかるべきです。あなたのような、明らかに人の心の痛みがわかる人がいっしょにいてくれたなら、家族は大いに助かるでしょうし、人の優しさをあらためて知ることになるでしょう。誰だって、どこかに隠されている遺体を探して、あちこちたらい回しにされるべきではありません。

Q　患者が亡くなるとすぐに、親族は病室へ入るよう言われます。親族の中には、亡くなった方に実際に話しかけたり、体に触ったり、キスさえする人がいます。これを気味が悪いとは思いませんか？

A　いいえ、気味が悪いとは思いません。むしろ、私がもっと心配だなと思うのは、まったく平然とし、冷静で、超然としていて、表向きは落ち着き払ったように見える人たちのほうです。何も言わず、涙も見せない人たちです。遺体に対面することすら怖がり、黙って部屋を去る人たちです。彼らには後になって、もっとひどい反動がくるかもしれません。

Q　身体にひどい損傷を負った患者が救急処置室へ運ばれてきて、間もなく亡くなる、ということがたまにあります。そんなとき、看護スタッフの多くは、病院牧師に対しひどく腹を立て、彼のことをとやかく言います。というのも、スタッフは牧師が家族を慰めてくれるだろうと思っているのに、当人は右往左往しているだけからです。看護師として、私はどうやって彼を助けてあげられるでしょうか？

A　どんなにつらいお気持ちか、私にはわかりますよ、と彼に言ってあげればいいのです。彼は聖職者であり、私たちは聖職者があらゆることに答えてくれるものと思っています。これはひじょうに不当な期待です。私たちは、聖職者にも悩みがあるのだということを理解しなければなりません。彼らは、神が万物を愛し、万物を支配していることを知っています。ですから、そのような悲劇がなぜ起こってしまったのか、彼ら自身にも完全には理解できないことがたびたびあるのです。彼らもまた「なぜ？」という疑問を抱いているのに、人びとに安心を与えたり、慰めの言葉をかけたりするのは、彼らにとってもひじょうにつらいことです。「この次には黙って手を握ってあげたらどうかしら。それってどんな言葉よりも大事なことかもしれないわ」と彼に教えてあげましょう。そして、あなたも黙って彼の手を握ってあげればいいのです。

Q　病院に運ばれてまもなく死ぬ患者は、輸液、蘇生術など、あらゆる救命措置を受けています。私がお聞きしたいのは、家族を救急室に入れる前に、すべての装置を取り外すべきかどうかです。なんとか助けようとしたことを「証明する」ために、装置をそのままにしておいたほうがいいのではないかと思うことが時どきあるのです。というのは、患者が病院に運ばれてきたとき、すでに死亡していて、医療の手の施しようがなかったときでも、なぜ助けようとしてくれなかったのかと、患者の親族に尋ねられた経験が何度かあるからです。

A　あなたの質問を聞いて、まずこう感じました。できるだけのことをしたと、誰に証明する必要があるのでしょう。あなた自身にですか？　それとも家族に？　私たちがすべきことは、遺体を清拭し、損傷の激しい部位を布で覆い、部屋の空気を入れ換え、輸液装置を腕から外すこと、ただし装置は部屋に残しておくことだと思います。

Q　私はソーシャルワーカーですが、つい最近、悲惨な経験をしました。家族全員が交通事故に遭い、母親は死亡、父親は昏睡状態、子どものうちの一人は病院に運ばれてまもなく死亡しました。二人の子どもがほとんど怪我もせず、病棟で保護されています。子どもたちは私に両親のことを尋ねますが、私は、祖父母がほかの町から来るまで何も教えないようにと言われています。私を見る様子から察するに、子どもたちは知っているのだと思います。どうしたらいいでしょう？

A　子どもたちのそばに座り、今パパのところに行ってきたんだよと言っておやりなさい。パパは、今すぐは君たちのところに来られないけれど、おじいちゃんとおばあちゃんがじきに来るからねと言ってやります。なにか聞きたいことがあれば私のところにいらっしゃいと言って、あなたがいる場所を教えてやってください。でも、もし母親のことを聞かれたら、本当のことを話さなければなりません。

Q　時どき、患者、なかでも心臓外科手術を近々受ける予定の重症患者は、自分が手術中または手術後まもなく死ぬだろうということを予知しています。こういうことが起こるのはなぜでしょうか？　患者はどうしてわかるのでしょうか？

A　手術を受ける患者や末期患者だけでなく、比較的良い状態にあると思われる患者の多くもまた、自分に死が差し迫っていることを知っていると話してくれました。たいていの場合、彼らの言っていることは正しいです。どういう精神生理学的な手がかりを得ているのかはわかりませんが、患者は自分がもうすぐ死ぬことに気づいていて、そういう自分を笑わず、軽蔑せず、そんな話はよしなさいと言わない話し相手を必要としていることはたしかです。

Q　死までの各段階は怪我で死ぬ人にも当てはまりますか？

Ａ　事故に遭って、一時間くらいで死亡する患者は、死にいたるまでの各段階を通過する時間がありません。こういう患者の多くはショックと否認の段階、ときには怒りの段階で死を迎えるでしょう。

Ｑ　出産の際、または産後まもなく赤ちゃんに死なれた女性には、どのような感情的支援ができるでしょうか？

Ａ　子どもを失うことは、もっとも受け入れがたい出来事のひとつです。その女性に、あなたがそばについていること、あなたが心を配っていること、あなたにその女性の気持ちがよくわかることを伝え、彼女が寂しさや空しさを感じたときには、相手になってあげられるようにしてください。彼女はきっと感謝してくれるはずです。子どもの死を受け止めるまでには、しばらく時間が必要でしょう。

Ｑ　家族の誰かが突然死した場合、残された家族にどのような感情的支援ができるでしょうか？

A　救急室に運ばれ、何分後か何時間後かに死亡する患者は、たいてい救命や延命のために立ち働く医療関係者に囲まれています。そしてたいてい家族は放っておかれます。誰も家族に関わっている時間がなく、家族はたいてい瀕死の患者が死んでからでなければ、いっしょにいることを許されません。そのため、家族は無感覚、ショックまたは否認の段階にいるか、あるいは、患者がまだ生きていて、家族がそばにいることがわかっているうちに、どうして最後の何分かをいっしょに過ごさせてもらえないのかと、当然のことながら、怒りの段階にいることがよくあります。このような家族にしてあげられることは、彼らを「叫びの部屋」につれていき、泣いたり、罵ったり、祈ったり、なんでも吐き出したい感情を吐き出させることです。彼らに鎮静剤を与えたり、大急ぎで書類にサインをさせたり、なるべく早く病院から追い出そうとしてはいけません。どの救急室も、そばに別の部屋をもち、そこでカウンセラー、セラピスト、牧師、または訓練を受けたボランティアが、家族が病院を去る気持ちになるまで、いっしょにいてあげられればいいと思います。一ヵ月してから彼らに電話をし、もう一度病院に来て、あのことについて話しましょうと言えば、彼らは大いに感謝し、あの日の出来事をもう一度反芻し、それを現実として受け止められるようになるでしょう。そうすれば、さきほど概略を述べたように、死にいたる各段階を通過することができます。

Q　家族のだれかが突然、不慮の死に見舞われた場合、残された家族は、慢性病患者の場合と同じような悲嘆の過程を経るのですか？

A　そうです。ただし、取り引きの段階はないことが多く、まったく心の準備をする時間がないわけですから、悲嘆の過程はそれだけ長引くでしょう。

Q　それまで元気で幸福に生活していた人が、大怪我や急病のために、突然死ぬかもしれない状況に突き落とされたら、本人や家族にどのようにしてあげたらいいでしょうか？彼らに「各段階」を踏む時間はあるのでしょうか？

A　突然悲劇に見舞われ、発病から死までの時間が非常に短い場合は、ショックと否認の段階に留まることが多いです。怒りの段階に進む患者もいますが、ショック、否認、取り引き、怒り、抑鬱の入り混じった状態の患者もいます。ある患者は、入院から死までわずか二週間だったのですが、すべての段階を通過し、受容の段階に達することができました。とくに強調したいのは、私たちの最終目的は、患者に五つの段階を経て受容の段階にいたらせることではないということです。この五段階は、多くの末期患者に共通して見られた特徴にすぎません。多くの患者は順序よく第一段階から第五段階に進むわけではなく、また、すべての段階を経るのが患者のためにいいということはまったくありません。私たちの目的は、患者のニーズを引き出し、「その人」がどういう状況にあるかを知り、どのような形態や方法で手助けするのがその人にとって一番よいかを見出すことなのです。このことは病気や事故から実際に死亡するまでの時間がどのくらいであろうが関係ありません。いいかえれば、患者が否認の段階にいるほうが楽なようであれば、当然のことですが、その「否認」をぶち壊してはいけません。その患者が受容の段階にいる場合と同じように関心と注意を払い、世話することとです。一生のあいだ怒ってばかりいた患者は、たぶん怒りの段階のまま死ぬでしょう。そのほうがその人らしく、その人のそれまでのライフスタイルに合っているのですから。もしも彼に鎮静剤を与え、「おとなしく、静かで、穏やかな」患者にしようとすれば、それは私たちの要求はみたしますが、患者の要求をみたすことにはなりません。

Q　突然死にどう対処するか、ご経験から何かお話しいただけないでしょうか？　患者と家族に対し、どのような方法で接するのがもっともよいでしょうか？

A　突然死は、一般にあまりうまく扱えません。私たちは、家族が救急室に入ってきたら、彼らに鎮静剤を与え、なるべく早く書類にサインさせ、なるべく早く病院から出ていかせようとします。こういうことは家族が不慮の死という現実を直視するのを助けることにはならず、家族を、無感覚、ショック、否認の段階に置き去りにしがちです。時には家族が激情や怒りの段階にいて、怒りの矛先を救急車の運転手や救急室の医師に向けることもあります。もっとも助けになるとわかったことは、救急室のとなりに静かな部屋を設け、そこで、訓練されたボランティア、牧師、看護師、他の医療スタッフが、家族と話ができるようにすることです。その部屋では、家族は泣くことも、質問することも、自分たちの苦悩や悲しみを表明することもできます。その間に、亡くなった人の遺体を、家族が見てもショックが少ないように、できるだけきれいな状態に整えてやります。それによって、その後の悲しみの過程がより現実的なものになるのです。突然死の後にカウンセリングをしなければならないとしても、最初の二、三週間はやっても意味がないことがわかりました。悲劇のあいだ、いっしょにいた医療関係者が死後四週間たってから、家族に連絡し、救急室に来てもらい、「もう一度、あのことについて話しましょう」と誘えば、家族は、その頃にはショックと否認の状態から脱し、当時できなかった質問ができるようになっているでしょう。「彼はもう一度目を開けましたか」、「彼は意識があったのですか」、「彼は私の名前を言いましたか」、「だれかそばにいて、手を握ってくださいましたか」、などと。このような機会が死から四週間後に与えられれば、家族は悲しみの過程に進むことができるでしょう。この悲しみの過程は二、三ヵ月から数年かかるかもしれません。

Q　心臓切開手術を受ける患者で、助かる見込みが五分五分の場合、患者の死への恐怖をどうしたら軽くしてあげられるでしょうか？　家族の勧めでそのような難しい手術を受ける気になった患者が死んだ場合、家族の罪の意識をどうしたら軽くすることができるでしょうか？

A　患者が手術を受けなければならない場合、とくに成功率が五分五分の心臓手術の場合、事前に手術のメリット、デメリットについて患者と徹底的に話し合い、患者が抱いている疑問に答える時間をじゅうぶんに取らなければなりません。患者が手術に対して、強い相反する感情、あるいは否定的な感情をもっているなら、それらについて手術前に話し合うべきです。家族が手術を強く勧めて、患者が助からなかった場合、家族は当然ながら非常に強い罪の意識をもち、それを軽くするために、その後カウンセリングが必要になることがよくあります。繰り返しますが、手術の前には、患者のためだけでなく、家族のためにも、慎重な、ときには時間のかかる準備が必要です。そうすれば、手術後の肉体的および精神的な激しい苦痛をかなり軽くすることができるでしょう。

5　延　命

末期患者は病気のあいだに、私たちにさまざまな問題を提起する。その最大のものは、苦しみの最終段階で生じるものだろう。もう元には戻れなくなっている、二度と起き上がれる見込みもなければ、いろいろなことができる体に戻る見込みもない。患者はこのような状態で、何週間も何ヵ月も生き続けるかもしれない。これ以上治療を続けないことが患者のためになるのは、どの時点だろう。誰が延命措置を中止すべき時期を決めるのだろう。誰が通常の手段と特別な手段の区別をするのだろう。私たちから見れば、意味のない命であっても、私たちにその命を縮める権利はあるのだろうか。

これらは臨死患者のケアに関して、どのワークショップでもセミナーでも必ず出される疑問である。エーリッヒ・フロムは次のように言っている。「医の倫理などというものはないと思う。あるのは人間が特定の状況におかれたときに適用される、人間としての普遍的な倫理だけである」。すべての難しいケースについて、私たちの指針となるべきなのは、哲学や宗教における人間主義的な伝統にもとづいた、このような人間主義的な良心である。私たちは、つねに「第一に」患者の身になって考え、次に家族や医療スタッフのニーズを考えなければならない。なぜなら、これらはすべて、私たちが最終決定をする際の決め手になるからである。

また、「安楽死」についても、新しい定義を考えなければならない。というのは、安楽死という言葉は「良き死」（たとえば患者自身が、死への過程をいたずらに引き伸ばさないで、自然な死を迎えること）にも、また、安楽死という語の本来の意味とはまったく関係のない「慈悲殺」の意味にも使われているからである。† 自分で死の迎え方を決めることと、自分を殺すこととは、ずいぶんと違うように思う。当然、私は前者には賛成だが、後者には反対である。

†訳註　安楽死の原語 euthanasia は本来「良い死」という意味である。慈悲殺についてはハ一ページ参照。

しかし現実はそう簡単にはいかない。どうしたらよいか迷うケースが多い。鼻腔の栄養チューブをつけておくべきか、点滴を続けるべきか。そんなことをしたって、末期の苦痛を二、三週間、あるいは二、三ヵ月引き延ばすだけではないのか。このような患者にすばらしいケアをしている病院は、セシリー・ソンダース博士が院長をしている、ロンドンのセント・クリストファー・ホスピスだろう。そこの患者はほとんどが末期のガン患者であるが、じゅうぶんな苦痛緩和治療を受け、気分よく過ごしている。このホスピスでは人工的な手段や機械類は使用されていない。また、患者に対して、食事や見舞客も制限していない。アメリカでよく出る質問も、このイギリスのホスピスではまったく出ない。理由は簡単だ。患者一人ひとりに「真の医術」を施しているからである。患者は、愛と信頼と、優れた医療・感情面でのサポートに囲まれ、死ぬまで生をまっとうすることができる。マサチューセッツ州フォール・リバーにあるローズ・ホーソーン病院も、規模は小さいが、同じように優れた病院である。

Q　患者の死が間近であることを知りながら、私たちはどうして「苛酷な食事療法や治療」をして患者を生かし続けようとするのでしょうか？

A　私たちはしばしば「苛酷な食事療法や治療をして患者を生かし」続けます。そうすることで患者に寛解がもたらされ、あと何ヵ月か何年かはかなり普通の生活ができるだろうと期待するからです。もしも患者が全身をガンに冒されていて、私たちに新しい化学療法が使えるならば、患者をもっと楽にし、その死を遅らせることを願って、この新しい療法を使ってみたくなるかもしれません。また、あるガンにこの新しい療法が効くかどうかを確かめるために使われることもあります。そして、効くことがわかれば、その後は、同じガンの初期の患者に使うことができるかもしれません。その化学療法の副作用や、その化学療法の使用によって生じる新たな制約が、何もせずに自然にまかせているときよりも、患者にとってつらく、苦しいものなのかどうかははっきりとは言えません。このような治療法がはたして患者のためになるのか、むしろ私たちの要求を満足させるために、私たちが患者の死を受容できないがために、使われているのではないかと思う時もあります。

Q　安楽死についてどのようにお考えですか？

A　どんなかたちであれ、慈悲殺にはぜったい反対ですが、人工的に死の過程を引き延ばすことなく、患者に自分が選んだ通りの死を迎えさせることはいいと思います。

Q　運命や神に死をあてがわれた人びとを生かし続ける権利は、社会にあるのでしょうか？　私たちは神のようなふるまいをしていることになるのでしょうか？　このことについて、どのように考えておられますか？

A　もはや人間としての働きを失った人びとを、人工的に生かし続けるべきだとは思いません。それをすれば、神のようにふるまうことになってしまいます。でも、患者を人間として生き続けさせるのは、医師の義務だと思います。神は医師にこういう行為をおこなう知恵と知識を与えてくださったのかもしれません。患者を機械につないで、臓器系のみを生かし続けることには絶対に反対です。

Q　担当なさっている患者が死に瀕している場合はどうでしょう？　どの時点で蘇生措置を試みようとされますか？

A　ある程度の体の機能が残っていて、少なくとも人間としての感情を表したり、受けとめたりする能力があって、意味のある生活が送れる見込みのある場合には、あらゆる手段を尽くして、蘇生させるべきです。でも、全身がガンに冒されている患者が死に瀕していたら、私なら蘇生措置はとりません。

Q　機械のスイッチを切る時期を決めるのは患者の権利ですか？

A　そうです。患者にとって意味がないだけでなく、高額な費用がかかるかもしれない延命措置をこれ以上受ける気持ちがなくなったら、スイッチを切る時期を決めるのは、患者だけに許された権利であるべきです。

Q　安楽死は合衆国ではこれまでのところ合法とされているのですか？

A　合衆国には安楽死を合法とする法律はまだありませんが、†流れは合法化に向かっています。良き死を意味するときに、かつて使われていた安楽死という言葉と、現在、慈悲殺を意味するのに使われている安楽死とを区別することが重要です。私個人としては、慈悲殺を良き死だと考えることはできません。いたずらに死への過程を長引かせたり、苦痛を長引かせたりしないで、患者が自分の意思で自然死を遂げるようにすることには賛成です。でも、「患者を苦痛から救うために」、致死量の薬を与えることには反対です。

†訳註　合衆国ではまだ安楽死法は制定されていない。オレゴン州では、一九九四年、患者が強く要請した場合には医師は致死薬を処方してもよいという法案を通過させた。反対派の提訴により、翌一九九五年、連邦地方裁判所は同法案の違憲差し止め命令を出すが、賛成派の再提訴により、一九九七年に違憲差し止め命令は撤回された。

Q　トルーマン大統領の死に関してお尋ねします。彼のような公人は大衆に属す者であり、大衆に対して、生かされ続ける「義務」があるのだから（本人の意思に反して）延命されるべきだ、という大衆感情をどう思われますか？

A　彼のように大衆の目にさらされる地位にある人びとは一般人以上に苦しみが大きい場合が多く、悲惨なことです。トルーマン大統領やエリノア・ルーズベルト女史が受けたような過度な延命処置は非人間的であり、許されるべきではありません。医師は誠意をもって行動しているのでしょうが、患者のためにはなりません。

Q　末期であったり、快復の見込みがきわめて低かったりする人びとの場合、病院で機械につないで生かし続けることについて、どう思われますか？

A　快復の見込みのある患者には、可能なかぎりの医学的支援を受けさせてあげるべきです。医療の力ではどうにもならなくなり、機械だけで臓器が動かされているような患者は、このような方法から得るものはありません。私たちは、そういった治療を中止する時期を知る勇気が必要です。

Q　延命のために特別な手段を使うべきかどうか、患者には決められないときは、だれが責任をもつのでしょうか？　家族が同意しない場合、どうなるのでしょう？

A　患者の意見がつねに優先します。患者が昏睡状態にあるとか、法定年齢に達していない場合、たいていは次に家族の意見が考慮されます。家族が同意しないときは（患者が子どもの場合、両親にそのような残酷な決断を求めてはいけません）、医療チームが話し合い、グループとしての決断を下すべきです。私たちが理想とする医療チームは、患者の主治医、その患者に関わったことのある専門医、牧師、看護師、ソーシャルワーカー、医師や患者の相談に応じる精神科医から成り立っています。このチームは臨死患者のニーズだけでなく、家族のニーズも理解しなければなりません。患者が子どもの場合は、これがもしも自分の子どもだったら治療を続けるかどうかを、おたがいに問いかけ合います。全員の意見が、特別な手段を用いることに反対ということで一致すれば、そのことを家族に伝えます。家族には意見を求めず、私たちの決定を知らせるだけにし、家族の側からのよほど強い拒否がないかぎり、この決定を覆すことはできません、と付け加えます。この方法を適用したあるケースでは、子どもが死んだとき、家族は悲しみの上に罪の意識が加わることとなく、「もし他の治療も受けさせていたら、スージーはまだ生きていたのに」というような後悔もありませんでした。いま言ったような方法をとれば、家族は、苦しみと怒りの段階にいるときに、子どもの死に関して、私たち医療側を非難する機会がもてるのです。昏睡状態の患者の場合、家族の同意が得られなければ、専門家チームだけでなく、家族の人びとも含めて、グループで決めるようにします。

Q　人工的な方法だけで延命をはかり、患者を死なせようとしない医師について、先生のお考えを簡単にお話しください。

Ａ　そういう医師は、快復させること、治療すること、延命をはかることの訓練は受けてきましたが、末期患者に接する医師としての教育をまったく受けてこなかったのです。患者の死は医者の敗北だと考えるように訓練されてきました。医師自身は死に対する恐怖心をいつももっていて、「担当の患者が死ぬ」と不快感をおぼえます。彼らのやり方は患者を助けるものではなく、延命措置を使ったからといって、死に対する彼ら自身の恐怖心を解消するものではありません。そのことを医師たちに気づかせるには、彼らの気持ちを理解し、忍耐強く、コミュニケーションを取ることが必要です。

Ｑ　ある人が、自分は間もなく死ぬという受容の段階に達し、肉体的な病気を精神力で克服できるということがもう受け入れられなくなったとき、生かし続けるためだけの延命措置は施さずに、その人を死なせることはできますか？　死なせてほしいというのが、その人の願いなのです。末期になったとき、つねに自制心と尊厳を失わないでいられるかどうかという不安を乗り越えるにはどうしたらいいでしょうか？　また、他人の負担になっているのではないかという不安についても、お教えください。

Ａ　受容の段階に達した多くの患者は、死なせてほしいという願いを表明し、最後の瞬間まで、平和と尊厳を保つことができます。患者のニーズが尊重され、彼が本当に愛されていたならば、他の人の負担になっているかどうかを気にしたりはしません。

Q　脳卒中の発作で体が利かなくなるのではないかとびくびくしている友人がいます。身体的にも精神的にも能力を失い、自分で命を断つことができなくなったら、慈悲殺により楽にしてもらえるのだからと、私が安心させなければ、落ち着いて暮らせないのです。先生なら、そのような人に何をしてやり、どう対応なさいますか？

A　私なら、楽にしてあげるなどという約束はしません。そんなことはできないからです。約束するとしたら、自分の能力には限界があるが、それでも死ぬまで生きる手助けをしましょうということだけです。

Q　体が人並みでないかもしれないという理由で、生きることを恥じ、生きる価値がないと考えている人たちを、どのように助けたらいいでしょうか？　また、人口過剰問題の見地からお聞きするのですが、病人を治療しないことで、その病人を死なせる権利は人間にありますか？

A　障害がある、あるいは、どこか体が人並みでないという理由で、生きるのを恥ずかしく思う人びとには、専門的な支援が必要だと思います。この世界はじゅうぶんに広く、どのような形にせよ、人と違っている人びとを受け入れる愛はじゅうぶんにあるはずです。人口過剰を理由にして治療を拒否したり、その他の手段で人びとの死を助長したりして、いいはずがありません。そんなことをしたら、私たちはナチ社会の二の舞を演じることになるでしょう。

Q　家族は患者の延命を希望し、患者本人は死なせてほしいと考えている場合、家族にどう対応したらいいでしょうか？

A　このようなケースはとても多く見られます。患者は受容の段階に達したのに、家族は死にいたる諸段階を進むのが遅れていて、たぶん否認、怒り、あるいは取り引きの段階にいるというわけですね。こういう場合には、あなたのすべての時間と労力を家族に傾け、彼らがやり残している仕事を片づける手助けをしてください。そうすれば、家族は患者を死なせる、つまり「逝かせる」ことができるようになります。

Q　患者がすでに意識がなく、昏睡状態にあるとき、点滴で栄養補給をして延命することに意味があるとお考えですか？

A　それは多分に患者しだいだと思います。昏睡状態にあって、意識がなく、点滴で栄養補給されていた患者が、その後、歩きまわれるようになり、健康になり、幸せになり、体がちゃんと働いているという例を、私はたくさん見てきました。意識がずっとなく、深い昏睡状態を続けている場合でも、たびたび脳波を検査し、本当の意味でまだ生きているのか、ただ機械で「生かされている」だけなのかを確認すべきでしょう。後者の場合は、私なら点滴による栄養補給は当然中止します。

Q　患者が死を迎える場所を決めるのはピンポン・ゲームのようだとおっしゃいました。本人が希望するように家がいいのか、それとも、医療スタッフの力を結集した、お金のかかる施設、つまり点滴による栄養補給やその他の方法で延命がはかれる病院がいいのか、どちらでしょう？　私たち医療に携わる者は、植物状態の人間の生命を引き延ばすべきなのでしょうか？　植物状態の患者を死なせることは慈悲ではないでしょうか？

トルーマン大統領の場合が、そのよい例です。

A　そうですね。どこで死ぬかということだけでなく、難しい状態の患者をどこまで生かし続けるかについて、私たちの多くは、どうしたらいいかまだ決めかねている状態だと思います。患者に、家に帰りたいか、それとも病院にいたいかを尋ねるべきでしょう。とくに訪問看護師や、往診のできる医師、夜間の看護人などの数がいつも不足している昨今、病院のほうが家よりもケアが少し容易に受けられるのですから。家族がじゅうぶんな支援を受けられるなら、多くの患者は家で死にたいと思うでしょう。この願いを叶えてあげるために、私は人の力でできることはなんでも、できるだけやってあげるつもりです。

Q　患者が死を希望するとき、その時期を患者に決めさせますか？　それとも、治療を続け、最後まで生きる手助けをしますか？

A　患者が気分よく過ごすのに必要な量の薬はとにかく与えます。患者が亡くなるまで手助けしますが、もうこれ以上透析や手術をしたくないと言ったときは、透析や手術によって何週間か、何ヵ月か延命できるとしても、患者の希望を理解するように努めます。

Q　老人ホームに入っている末期ガンの老人が、しきりに家に帰りたがっています。そんな老人に何と言ったらいいでしょうか？　調べたところ、彼女が家に帰るのは無理なことがわかったのですが。

A　その老人に、なぜ家に帰れないのかを、何も隠さず、率直に話すべきです。これは現実であり、彼女はその現実を直視することを学ばなければなりません。もしも引き取れない理由がはっきりしない場合には、家族が感じている恐怖や不安を克服する手助けができるかもしれません。訪問看護師など、ちょっとした追加の手があれば、家族は、母親を家で死なせることを納得できるかもしれません。家族にはじゅうぶんな後押しと、困ったときにいつでも相談できる人が必要です。

Q　多くの患者は家で死にたいと願っています。というか、経済的な理由や病院の経営方針から、家で死ぬことを余儀なくされていると言ってもいいでしょう。患者の家族も自宅での死を望んでいるかもしれません。公共医療サービスに携わる者は、このような患者や家族をどのように支援すればいいでしょうか？　また、家族が決断するのを助けるにはどうしたらいいでしょうか。

A　患者を家で死なせることには大いに賛成です。それは経済的理由のためではなく、患者は、家族の面会が制限され、人工的に延命されている病院よりは、慣れ親しんだ環境で死にたがるものだからです。患者が最後の何日か何週間かを家で過ごせたらどんなにいいかを家族にわからせてあげれば、多くの家族はそれができるとか、できそうだと結論を出すでしょう。多くの患者が家で死ねるようになるには、もっと多くのホームヘルパーを養成する必要がありますし、訪問看護師や医師の数ももっと増やさなければなりません。

Q　患者が、医療の手が及ばなくなるにもかかわらず、家に帰って死にたがっている場合、家に帰すことは安楽死と同じことにはなりませんか？

A　安楽死を「良き死」と解釈するなら、同じことになります。でもそれは慈悲殺ではありません。患者を慣れ親しんだ環境で、平和のうちに尊厳をもって死なせるというだけのことです。私は患者を家で死なせてあげられるたびに、よかったと思います。

Q　機械装置を使って延命させるよりは、いつも尊厳死させたほうがいいとお考えですか?

A　わが国ではそういう特別な手段や延命装置を使うことによって、みんなが不幸な思いをしていますが、世界の大部分の人びとは今でもそんな機械を使わずに死んでいると思います。願わくは、つねに機械を使わないでほしいと思います。

Q　審議中の安楽死法について、どのようにお考えですか?

A　このような問題に法律を作らなければならないというのは悲しいことです。人間の判断力を使って、死に対する私たち自身の恐怖に取り組むべきです。そうすれば、患者のニーズを尊重し、患者の言葉に耳を傾けられるようになり、やがては、このような問題もなくなるでしょう。

Q 「耀《かがや》ける未来」を約束されていた頭脳優秀な若者が突然、四肢麻痺になりました。脳の機能が残っているだけですが、それでも、生き続けるかどうかを選ぶ権利は彼にありますか？ あるいは、尊厳死を選ぶことが許されるべきでしょうか？（つまり、すべての生命維持装置や投薬を中止できるかという意味です。）

A このような苦境に立たされた若者は、誰でもできるかぎりの援助を受ける必要があり、ひとりの人間として生きていける方法や手段を提供してもらうべきです。わが国の慢性病患者専門病院や在郷軍人病院には、四肢麻痺の人が大勢います。そういう患者たちを訪問し、いろいろなことができるのを見れば、彼らが人生に意味を見出し、生産的であることを知って、あなたは驚くことでしょう。体が不自由でも、脳があるかぎり、まだ考えられるかぎり、目や耳を使い、コミュニケーションが取れるかぎり、人生はまだ意味をもち、すばらしい。そのことをわからせるために、できるかぎりの支援が与えられるべきなのです。私なら、そのような患者さんを、すでに同じような危機を乗り越え、いろいろなことをする方法や手段を見出した人びとのところに連れていきます。患者の脳が働いているかぎり、生命維持装置を切ってはいけません。これはあくまで私の個人的見解ですが。

Q　いつまで「維持装置」を続けるかを決めるのはだれですか？　患者ですか、家族ですか、医師ですか、それとも社会ですか？　個々のケースによって違いますか？　それとも、妥当な一般的判断基準があるのでしょうか？　どんな要素が考えられるでしょうか？　家族の要求ですか、生活の質《クオリティ・オブ・ライフ》ですか、費用ですか？

A　患者が自分のニーズを表明できるあいだは、維持装置は続けるべきだと考えます。自分のニーズを表明できるということは、人間としてちゃんと生きていることを意味するからです。患者の機能が失われ、コミュニケーションが取れなくなったら、家族、医師、職種の壁を越えたチームが集って、共同決定をすべきです。検討は個々の患者についてなされなければなりません。私は妥当な一般的判断基準があるとは思いませんが、強いてあげるとすれば、ヘンリー・ビーチャー博士の『ハーバード・レポート†』に大まかに述べられている死の定義がそれに当たるでしょう。

†訳註　一九六八年にハーバード大学医学部特別委員会（委員長ヘンリー・K・ビーチャー博士）が出した報告書。「脳死を人の死と考える」と定義した。

Q　患者に死ぬことを許さず、薬を使って生かしておくことは、神を演じることにならないでしょうか?

A　以前なら小児麻痺で死んだかもしれない子どもが、今では予防薬のおかげで生きていられます。以前なら肺炎で死んだかもしれない老人が、今では抗生物質のおかげで生きていられます。これが神を演じることになるでしょうか。

Q　医療スタッフに慈悲殺を真剣に頼む患者には、何と言えばいいでしょうか?

A　まず、その患者がなぜ今の状態にこれ以上耐えられないのかを調べなければなりません。痛みが激しくて耐えられないのかもしれません。それならば、鎮痛薬の量を増やさなければなりません。家族に見放されているのなら、家族と連絡が取れるようにすることです。もしも自分の生活を自分の思い通りにしたいのに、死に向かっていることが自分の力ではどうにもならず、それが我慢できないのなら、何らかの方法を考えます。たとえば食べ物の選択、入浴の時間、自分が受け入れられる面会者の数などを患者が決められるように手助けします。それで本人は、多くのことに自分がまだ主導権をもっているのだと感じるでしょう。もしも自分で退院の書類にサインをし、治療をもう止めたいなら、患者にはそれを実行する権利があります。患者に精神的な異常がないかぎり、患者の決定に従わなくてはなりません。異常がある場合は、私なら当然、精神科医の意見を聞き、患者が理性的で、本人の真の願いと一致する決定ができるような、正常な精神状態に快復できるかどうかを確かめるでしょう。

Q　患者が「受容」に至り、家族も「受容」に至ったとき、患者を「生かしている」機械を取り外してはいけませんか？　病院側がまだ延命を希望しているとき、患者を尊厳死させるには、家族はどうすればいいのでしょうか？

A　患者の家族はつねに相談をもちかけることができます。患者を他の病院に移したり、家に連れ帰ったりしてもいいのです。いちばん簡単な方法は、主治医に話し、患者と家族が出した結論を受け入れてくれるかどうかを確かめることでしょう。ただし、この方法は必ずしもうまくいくとはかぎりません。

Q　不治の病の人を安楽死させることに、私は賛成できません。でも、医師はどの時点で生命維持装置による延命や治療を中止すべきでしょうか？　私はあとに残された家族の上に必然的にのしかかる経済的負担のことを考えているのです。それは時には莫大な額になることもありますから。

A　私たちはいくつかのごく一般的な法則を見つけました。それを、そのような決断をするときの指針として、よく用いています。患者が受容の段階に達し、家族も平静でいる場合、しばしば患者は「すべての延命措置をやめてほしい」と頼むものです。ほとんどの場合、とくに患者に快復や寛解の可能性がまったくないことが確実な場合には、患者の願いを尊重します。といっても、これは当然ながら、必要な水分を与えなかったり、必要な身体的ケアや鎮痛剤の投与をやめたりすることではありません。また、この時点で、患者を慣れ親しんだ環境で死なせるために、家に移せるかどうかも家族と話し合います。家族が注射の方法を教わり、私たちが訪問看護師協会に通知し、医師である私たちがときどき往診すれば、多くの家族はそういう患者をとても上手に介護できます。

6　患者を看取る場所はどこが望ましいか

Q　夫がガンで死にかけている女性のことなんですが、彼女は夫に病院で死んでほしいと願っています。そうすれば、二人の子どもは「父親の死に直面する必要がない」からだそうです。夫のほうはぜったいに病院に戻りたくないとはっきり言っています。このような妻の気持ちをどうしたら変えられるでしょうか？　彼女は子どもに父親の診断結果も、死が迫っていることも知らせようとしないのですが。

A　子どもたちの年齢がいくつかわかりませんが、私は、患者は家で死なせてもらうべきであり、子どもたちは最後の何週間か、何日かを父親といっしょに過ごすべきだと強く信じています。でも、この奥さんに腹を立ててはいけません。彼女は夫の差し迫った死に対して、明らかに心の準備ができていないのですから。あなたが彼女のことを心から気づかい、彼女といっしょに時間を過ごすことができ、「夫が自分と子どもたちを見捨てること」に対する彼女の苦しい気持ちを吐き出させてやれるなら、彼女はあなたの助けで現実を直視できるようになるでしょうし、訪問看護師や医師の派遣といった他の支援もあおげば、夫を家で死なせようという気持ちにさせることができるでしょう。

Q　死が近い患者には、家族といっしょに家で過ごしたら、あなたのためにも、家族のためにもなり、おたがいの要求がみたされていいのではないかと、帰宅を勧めるべきでしょうか?

A　家族が患者を家に連れて帰ることに同意し、じゅうぶんな手助けが得られるなら、そうすべきです。ほとんどの患者は家で過ごしたいものです。だから、私なら帰宅を勧めます。

Q　末期患者は病院で死ぬよりも、家で家族に囲まれて死ぬほうが、差し迫った死によりよく順応できるでしょうか?

A　ほとんどの患者は家で死にたいと思っています。でも病院で死にたがる患者がいないわけではありません。たとえば、子どもたちの目に最期の姿を晒したくない母親や、まったく一人ぼっちで、家族との縁が薄かった人びとは、病院で死にたがることがあります。個々のケースに応じて判断しなければなりません。患者が病院で死にたいと望むなら、無理に退院させるべきではありません。私たちの患者さんの大多数は家で死ぬことを望みました。私たちはこの願いがかなうよう、できるだけのことをしております。

Q　死が迫っている患者は隔離すべきでしょうか？　つまり、もうじき死ぬ患者たちには、特別のホスピスとか病棟が必要でしょうか？

A　死が近づいている患者だけを同じ病棟に集めるか、あるいは快復できる他の患者といっしょにするかどうかは、大した問題ではありません。もっとずっと重要なのは、そのような患者に対してスタッフがどういう気持ちを抱いているかです。患者の置かれる場所よりも、全体的な雰囲気のほうがずっと大切です。危篤患者のための特別病棟、とくにホスピスは、非常に有効であることがすでにわかっています。ただしそれは患者が隔離されるからではなく、死を間近にした患者にも抵抗なく対応できるスタッフを選ぶことができ、したがって、愛と受容と配慮と希望にあふれた環境が得られるからです。

また、そのようなスタッフはやがて終末期医療の専門家となり、身体的・感情的な面だけでなく、精神的・霊的な面でも、患者を楽にしてあげることができるでしょう。

Q　患者は死ぬとき、ある特定の環境で死ぬことを望むのでしょうか。また、家族はどうでしょう。

A　すべての患者に意識があるわけではありません。すべての患者が死の床で自分の意思を述べられるわけではありません。だからこそ私たちはみな、若くて健康なうちに準備をし、終末ケアに関する自分の希望を述べておくことが重要なのです。私たちの病院の患者の大多数は、家で死ぬことを望みました。ごく一部の患者、とくに小さな子どもをもつ親は、子どもたちを悲しい現実から守ってやりたいという理由から、病院で死ぬことを望みます。私たちの考えでは、そんなことをしたら、親の死を経験するという重要な機会を、子どもから奪ってしまい、それが親の死の受容をいっそう困難にすると思います。

Q　死を受容し、家に帰りたがっている患者をどうしたらいいでしょうか。医師や家族が同意しない場合でも、帰れる方法はありますか。

A　医師も家族も同意しなかったら、どんな患者でも帰れないでしょう。家族がいやがっていたら、誰がその患者の世話をするのですか。私なら、牧師、看護師、ソーシャルワーカーの手を借りて、家族が身内の差し迫った死に取り組めるように手助けし、患者を家に連れて帰れるようにします。家族がそれをいやがるようなら、患者は病院に留まり、そこで死を迎えるほうが幸せでしょう。

Q　外来の末期患者に接し、彼らに手を差し伸べるにはどうしたらいいでしょうか。私の病院には腫瘍科クリニックがあり、本人は診断結果を知っています。

A　腫瘍科クリニックの待合室は、すばらしいことに、いわば気楽な集まりで、ちょっとしたグループ・セッションには最適だと思います。不安で落ち着かない患者にはスタッフがすぐそばにいますし、それ以上に、患者どうしでグループ・セラピーがすすみます。患者のなかには不安や混乱の時期を乗り越えた人がいて、腫瘍科のつらい待ち時間にまだ慣れていない新しい来院者に、すぐ手をさしのべてくれます。そういう待合室の隣りに別な部屋があって、もっと個人的な話をしたい親族や患者が利用でき、そこでソーシャルワーカーやカウンセラーと話し合えれば、どんなに役立つかわかりません。

Q　末期患者とその親族がグループ・セラピーをおこなうには、どんな場所がいいでしょうか。

A　末期患者を普通のグループ・セラピーに参加させて、うまくいった試しはありません。あなたが末期患者だったら、金曜日の午後三時から四時まで死について話しましょうと言われても、話せるわけがないでしょう。末期患者だって、人生のもっと明るい部分について話したい気分のときもあるのですから、死について日時を決めて話し合いをするわけにはいきません。また、末期患者が通過している段階によっても異なります。私たちの経験では、末期患者のグループ・セラピーは効果がありませんでした。白血病の子どもの両親を集めてセラピーをおこなうのとは話がちがうのです。末期患者の親族、とくに同じ重病に立ち向かおうとしている親族には、グループ・セラピーが有効です。

7　遺された家族の問題

Q　子どもが死に瀕していたときには話をすることができず、子どもが死んでから、「もっとすべきことがいくつもあった」と深刻に悩んでいる母親に対しては、どうしたらいいでしょうか。

A　愛する者を失った人びとは誰でも自分を責め、もっとよくしてやれたのではないかと悩む時期があります。私たちの世界に、もうじき死ぬわが子に向かって、「あなたはもうじき死ぬのよ」などと抵抗なく話せる母親はめったにいません。このことをその母親に言ってあげるべきです。彼女がそのことで話したがっているときは、いつでも相手になってください。彼女の罪の意識や自分を責める気持ちがますます強くなり、悲嘆の過程が必要以上に長引くようなら、専門家のカウンセリングを受けるべきかもしれません。

Q　貧血症で長いあいだ入院していた老人が死んだときのことですが、家族にどう対応したらいいか、お聞きします。地方の小さな病院で、家族は夜通し、つきっきりで看護していました。老人は午前四時三〇分に死亡し、妻はほんの少ししかそばにいられず、すぐに息子に病室から連れ出されてしまいました。やがて看護スタッフが遺体の清拭をし、布で覆いはじめます。つまり、「死亡後遺体通常措置」をしたのです。遺体はシーツにくるまれ、遺体安置所に運ばれるのですが、そこは狭いシーツ置き場で、緊急用のストレッチャーが置いてあります。妻は六時四五分に病室に戻ってきて、もう一度夫を見たいと言いました。でも、遺体はもうここにはないからと、断わられてしまいました。もう一度夫の遺体に対面することを、特別に彼女に許すべきでしょうか。つまり、布をほどき、遺体をもう一度病室に運んでくるべきでしょうか。

A　家族は、死んだ肉親と、気のすむまでいっしょに過ごすことが重要だと思います。家族がもう別れてもいいという気持ちになったとき、「少したってからまたこの部屋に戻ってくるおつもりですか」と尋ねればいいでしょう。これから何をするかを家族に説明し、いまもう少しいっしょにいたいか、あるいは、気持ちが変わったときにまた戻ってきたいのか、決めてもらいます。そのとき家族は遺体が包まれるということを知るでしょうし、どうしても必要ならば、家族が肉親の死を理解するのを助けるために、あなたから雑務係に、遺体の布をほどくよう頼んでもかまいません。葬儀屋とよい関係が結ばれているなら、家族と話をするように葬儀屋に頼み、「必要な手順が終わった頃に葬儀場のほうにおいでください」と言ってもらってもいいでしょう。

Q　患者が死んだとき、医療関係者は、感情を表に出してもいいのでしょうか。

A　出していけない理由はありません。

Q　悲嘆がどのくらい激しくなると、病的な反応と見なされるのですか。私がいま担当している女性は、家庭医に「いつまでもくよくよするな」と言われているのですが、彼女は罪の意識がひじょうに強く、精神科医に相談しなければならないと言っています。彼女は夫と口論をし、そのあと夫が突然死んだため、強い抑鬱状態にあるのです。彼女は私にいろいろ言ってくるのですが、私は医師の言うことに反対する立場にありません。私は一介の看護師であり、隣人にすぎないのですから。

A　質問にお答えする前に、あなたの最後の言葉が気になります。あなたは「一介の看護師であり、隣人にすぎない」と言いますが、こういうことに関して、なぜ看護師や隣人が自分を不当に低く評価するのか、私には理解できません。私は、死を間近に控えた患者が、医師よりむしろ看護師に助けられた例を数多く見てきました。看護師や牧師がいなかったら、私の病院の何百人という患者はどうなっていたでしょうか。相手に共感している看護師、つまり、この女性に対して明らかになんらかの共感を抱いているあなたは、「いつまでもくよくよするな」などと馬鹿なことを言う医師より、よほど彼女の助けになります。彼女が簡単には振り切れない未解決の罪悪感を抱いているならば、自分が「夫を殺した」という罪の意識を断ち切るために、専門家のカウンセリングが必要かもしれません。さしあたり、あなたにできることは、彼女のそばにいてやり、彼女が心の内を吐き出し、なんでも話せるようにしてあげることです。簡単に「都合の悪いことを忘れ」させようとする医師より、ずっとあなたのほうが彼女の助けになるでしょう。

Q　患者の家族から、「彼は苦しみながら死んだのですか」とか、「彼は死ぬ間際に私の名前を呼びましたか」などと尋ねられたら、本当のことをお話しになりますか。

A　私は、患者が本当に名前を呼ばなかったのなら、呼んだとは言いません。痛みについて聞かれ、患者が実際に痛がったのなら、「ええ、少しは痛みがあったようです。でも、私たちは患者さんの苦痛をなるべく少なくするために最善を尽くしました」と言います。それが事実ならばの話ですが。家族に嘘を言ってはいけません。いい加減なことを言えば、家族はそれを感じとり、本当はもっと苦しんだのだろうと考えて、いっそう動揺するでしょう。

Q　ガン患者の家族が、母親がもうじきガンで死ぬという事実を受け入れられない場合、彼女が死んでから、家族をどのように助けたらいいでしょうか。そのことについて話すことが難しいときは、どうすればもっと話しやすくしてあげられるでしょうか。

A　家族がそのことについて話せるようなるまでには何ヵ月もかかります。一年かかることもあります。あなたがすべきことは、「話したくなったらいつでも連絡をくれれば、話を聞いてあげられる」ということを家族に伝えるだけです。気になっていたことをあなたに打ち明ける心の準備ができれば、家族は連絡をしてくるでしょう。

Q　患者が死ぬまでに、家族が『死ぬ瞬間――死とその過程について』で先生が述べておられる諸段階を経ていなかった場合、患者の死後、そのことにどう対処したらいいでしょうか。どうしたら、うまく通過していけるでしょうか。

A　患者の死後、家族はすべての段階をもう一度通過しなければなりませんし、通過するはずです。

Q　医療関係者は患者が死んだとき、感情を表に出してもいいのでしょうか。先生はこの仕事を始められた当初、たくさん涙を流されましたか。

A　私はいまでもまだ、たくさん涙を流しますよ。

Q　妻は、夫が死ぬ何日か前に、死ぬときはそばにいてあげると約束したのですが、実際に夫が死んだとき、そばにいませんでした。彼女はいま罪悪感にとらわれ、約束したことを後悔しています。彼女はどうしたらこの状態から抜け出せるでしょうか。

A　あなたは彼女のそばに座り、彼女の罪悪感や、約束を破った後悔の気持ちを聞いてあげなければなりません。私たち医療関係者はみな、患者の多くに、もしものときはそばについていてあげると約束します。そして週末は自宅で家族と過ごし、月曜日の朝になって患者が死んだことを知らされるのです。同じことが肉親に起こったら、いっそう問題は難しいでしょう。あなたはそういう人びとに、だれでも人間であって、スーパーマンではないのだと伝えるべきでしょう。次のときには、私たちはもっと慎重になり、「あなたのそばにいるように努力します」と言えるようになります。

Q　臨死患者や、すでに死んだ患者の家族や友人に対して、何をすべきか、何を言うべきか、もう少し詳しく説明していただけませんか。死の理由を見つけたいという要求があるように思うのです。なぜ、いつも死には理由が必要なのでしょうか。

A　私は死を理由づけする必要があるとは思いません。どんな特別なケースでも、私たちには死の理由はわからないのです。とくに子どもや若者の死に直面した場合、死の理由を見出すことが適切だとも必要だとも思えません。死に理由をつけたいのは、私たちが愛する者の死を合理化し、その死になんらかの意味を見出したいからだと思います。なにしろ私たちは力不足で、そんなとき遺族に何を言えばいいのかわからないからです。私たちは家族を慰めるために、死に特別な意味を見出そうとします。でも、もっともよい慰めは、ただその人の手を握り、あなたの正直な気持ちを家族にわかってもらうことです。あなたが遺族を見捨てず、親族や友人がみな去った後も、家族を訪ね続けるならば、あなたの本当の気持ちのいくらかは家族に伝えることができ、彼らが悲嘆の過程を通過する手助けになると思います。

Q　患者も家族も、死が訪れる前に、死の諸段階をすべて通過し、受容の段階に達していても、死後の哀悼の時期を経るのでしょうか。

A　必ずいくらかの悲しみや哀悼があります。でも悲嘆の作業《グリーフ・ワーク》はありません。つまり、後悔の念や、「ああ、神様、ああすればよかったのに」というような気持ちをもったり、罪の意識に苛まれることはないということです。

Q　悲嘆について先生のお考えをお聞かせください。長年連れ添った愛する夫が、長い闘病生活の後、最近死にました。もちろん私は悲しいのですが、夫がいなくなってとくに淋しいとは感じません。こういうことがありうるのでしょうか、つまり、こういうのは普通ではないのでしょうか。

A　いいえ、そういうこともありうると思います。長年夫の看病に明け暮れてきた妻は、準備的な悲嘆を通して成長することができているので、夫の死は悲しいが、かならずしも淋しいとは感じないのです。長い闘病と苦しみが終わったときに、喪失感と同時に大きな安堵感もあるのです。

Q　父親が死んでから、たびたびお墓参りをしたがる子どもに、何かしてやれるでしょうか。

A　はい。私なら彼女を車でお墓に連れていきます。行くのをとめたりしません。現実を見つめ、悲しみの過程を経るために墓地に行く人びとよりも、むしろ墓地に行きたがらず、故人の話題を避けるような親族のほうがずっと心配です。

Q　死ぬ前における悲嘆の過程と、そういった過程を経ずに死を迎えた場合の悲嘆の過程とは、同じですか。

A　はい、同じです。ただ、死ぬ前の悲嘆の場合には、末期患者とまだ話ができ、死後には不可能な「やり残した仕事を片づける」ことができるという利点があります。死後の悲嘆は、予期せぬ突然死の場合のように、死ぬ前に悲嘆がなかったときのほうが、たいていは長引くものです。

8　葬儀

多くの親族は、とくに死が突然の出来事で、家族がまだまったくショックや否認から抜け出せず、あるいは混乱と怒りの段階にいるとき、私たちに葬式の準備の手助けを求めてくる。多くの患者は、大学医学部に献体するとか、火葬にしてほしいとかと頼んでいて、それが家族の狼狽の原因になる。

生きていて健康なうちに、家族（および弁護士）に自分の意思を伝え、病気や死が訪れる前に、遺言状を準備しておくことがひじょうに大事である。そうすれば、家族は気持ちが動転していないときに、自分たちの考えや反対意見を冷静に話すことができる。私たちはみんな、いざというときのために、前もって葬儀場を選ぶとか、あるいは「メモリアル・ソサエティ[†]」の会員になるという方法もある。

臓器提供は死後すみやかに行なわなければならず、家族は、故人の意思を生かすために、突然死が訪れた場合の連絡先など、必要な情報を前もって知っておくべきである。

死が訪れてから、必要な情報をすべて集めなければならないとしたら、大変な時間の無駄になり、妥協的な解決策をとると、家族に失望と大きな損失を与える結果に終わることが多い。

†訳註　メモリアル・ソサエティは非営利団体で、会員になると、遺言、葬儀、医学校への献体など、自分が死んだときのことについて、生前に指示しておくことができる。

Q　遺体と対面するアメリカ流の儀式や凝った葬式などを有害だとお考えですか。

A　葬式に関しては、本人が生前に自分の意思を表明しておくべきだと思います。残念なことに、世の中には、凝りすぎた高額な葬式を要求する社会的圧力があります。でも実際には、そんな葬式はまったく必要ありません。葬式は、家族や親族の要求をみたすためであり、故人の要求をみたすためではないことを知らなければなりません。私の個人的見解をいえば、遺体と対面することは、突然死の場合のように、家族が身内の死を受け入れる準備ができていない場合にかぎって必要でしょう。その場合、家族は愛する者の死という現実を直視するために、葬式の前に遺体と対面することが重要です。そうでなく、病気が長かった場合には、遺体との対面は不必要な儀式だと思います。これも個人的な考えですが、ごく簡素な葬式にし、棺は蓋を閉じたものにし、家族と親族が集まって故人のことを話し、思い出と食事を分かち合うことができればいいと思います。遺体にメークアップを施し、蓋の開いた豪華な棺に入れて霊安室に飾ったりするのは、故人はただ眠っているだけだという思いを強くさせ、否認の段階を長引かせるだけだと思います。

Q　葬式をどう思われますか？　葬式は苦痛を長引かせますか、それとも「受容」に導きますか？

A　簡素な儀式は、みんなの前で率直に死の現実と向き合うために必要だと思います。また、もう一度みんなが集まって、思い出を分かち合うためにも、葬式が必要です。金儲け的な、必要以上に豪華な儀式は、家族の苦痛を長引かせるだけでなく、長い病気のあいだ家族がしばしば負担しなければならなかった法外な出費の上に、さらに高額な出費を加えるだけです。

Q　私は家族で葬儀屋をやっております。私どもがお世話する人たちは、たいてい私たちと親しい間柄にあるご家族です。とくに亡くなったのが子どもさんの場合は、ご家族と時間をかけてお話をし、ご意見をお聞きするようにしています。私どもに何かアドバイスをいただけないでしょうか。

A　葬儀屋は自分の商品を売り込み、なるべく多くの利益を得るために、家族の罪の意識や、気がかりなことが未解決だという感情につけこむことがよくあります。私は葬祭ビジネスのこの部分がとてもいやです。でも、儲け主義一辺倒でなく、本当に家族の立場に立ってくれる葬儀屋さんもいます。家族の側にあるなんらかの罪悪感を多少なりとも軽くするためだけに、金のかかる凝った葬式を出さなければならないのは、大変残念なことです。もしも葬儀屋さんが家族の要求、費用面での要望や、簡素な式がいいという声に耳を傾けてくれるなら、家族を大いに助けることになり、その葬儀屋さんは一層よい評判を得るでしょう。それからもうひとつ、葬儀場は、若い世代の人びと、教会の若者グループ、高校生たちに、ぜひ見せてあげるべきだと思います。死は人生の一部だということを考える機会になりますから。

9　家族とスタッフは自分の気持ちをどう扱うか

Q　末期患者の家族も、患者自身と同時ではないにしても、死に向かう諸段階を同じように経験するのでしょうか?

A　そうです。家族と医療スタッフはだいたい「患者より遅れて各段階を経験」します。

Q　死を迎えようとしている患者の家族のこと、そして彼らが患者の死を受け入れるのを手助けすることについて話されましたが、家族が受容の段階に達しないうちに愛する人が亡くなってしまった場合はどうなるのですか?

A　亡くなった後で、すべての段階を経験することになります。

Q　たとえば自分の親など、感情的にも関わりの深い自分の家族が死んだ場合、他の家族に対してどう接したらいいでしょう。力になることができるでしょうか？

A　可能ですが、自分の家族の場合は非常に難しいものです。自分ではできないと思った場合は、家族以外の誰かに頼んだほうが、あまり感情的にならずに話すことができるので、より助けになるでしょう。これも、あなた自身がどれだけ穏やかな気持ちになれるかの問題です。自分の母親が相手であっても力になれるほどの境地に達することさえあります。

Q　家族が、死を迎えようとしている患者を看病しながら、彼ら自身のやりたいこともできるよう、力になるにはどうしたらいいでしょう？

A　患者の家族に彼らの生活をさせてあげるよう、力になることは大切です。つまり、母親が死を迎えようとしていても、若い娘や息子はデートをしたり映画を見たりしてはいけないということはありません。家族にも、気分転換をはかったり元気を取り戻したりする時間が必要です。患者の死に向かう過程が長引いている場合はとくにそうです。

でなければ、家族のほうが精神的にも肉体的にも先にまいってしまいます。彼らが罪悪感をもたずにリフレッシュできるようにしてあげるのがあなたの役目です。

Q　死を迎える患者の家族や友人たちも、本人と同様に五つの段階を経験するのでしょうか？

A　そうです。末期患者とひじょうに親しい関係にある人はみんな、患者の死に先立って、あるいは亡くなった後で、一定の適応段階を踏むことになります。

Q　夫、妻、母親、父親に、愛する家族の死に対する心の準備をさせるにはどうしたらいいでしょう？

A　まだ家族が健康なうちから、誰しもいつかは死ぬのだという現実をたがいに認識し合えるよう、手助けするのです。そうすれば、死が「予期せぬときに」やってきても、あまりショックを受けずにすむでしょう。

Q　若い既婚の息子を入院させるにあたり、彼の末期の病（肺ガン）のことを本人に告知しないようにと、とくに指示する両親にはどう対処すればいいのでしょうか？

A　私なら、そのご両親にこう言います。「私が治療する相手は、結婚もしている成人であり、契約は患者本人と私自身の間で交わします」。どうしても本人に告知してもらいたくないというのなら、彼らには他の医者を選ぶ権利も自由もあります。（実際のところ、若い患者は二十一歳をすぎてもずっと経済的に親に頼っていることが多く、ひじょうに高額な末期治療の場合はとくにそうです。そのため、若い成人患者の多くが自分で医者を選べない状況にあります）。

Q　祖母は、祖父の死やガンのことを話すことができませんが、祖父のほうは話したがっています。祖母は祖父のガンを否認しているようですが、祖父のほうは「いまわしいガンのやつめ」といった表現で口に出します。祖父がそのことをとても話したがっているのがわかるので、なんとかしてあげたいのですが、ふたりはいつもいっしょなのです。私はどうしたらいいのでしょうか？　そのことを話題に出すにはどうすればいいのでしょう？

Ａ　もし、おばあさんがおじいさんをひとりにしないのなら、彼女がいるところで「おじいちゃん、ガンを憎んでいるのね？」と言って、きっかけを作ってあげたら、そのことを話したいと望んでいるおじいさんも、あなたに話せるでしょう。おばあさんがそれに耐えられなければ、部屋から出ていってしまうかもしれませんし、あるいは「そんな話はやめて」とはっきりあなたに言うかもしれません。そういうときは、「たぶんおじいちゃんは話したいと思っているわ」と言えば、おじいさんが助け船を出してくれるでしょう。

Ｑ　患者が危篤になるとすっかり憤慨してしまう医師に対しては、看護師としてどう対処すればいいでしょう？　彼の怒りは、患者の死を受容できないことのあらわれだと思いますが、まわりの人間はどうすればいいのでしょう？

Ａ　そういう医師に対しては、逆に腹を立てたり、彼の怒りをあなたに向けられたものとして受け取ったりせず、機会をみて歩み寄り、「つらいですよね」と声をかけてあげるといいかもしれません。あなたが彼の苦悩に共感すれば、彼のほうも心を開いて、自分が必死で救おうとしている患者の死に直面することのつらさを、あなたに話してくれるかもしれません。

Q　死ぬ前の悲嘆の過程は、死ぬ前に悲嘆の過程を経なかった場合の死後の悲嘆の過程に似ていますか？　それともまったく同じですか？

A　事前の悲嘆の過程については、個人差はほとんどありません。患者はまさにこれからいろいろなものを失おうとしていることを嘆き悲しみますが、それは家族も同じです。死後の悲嘆の過程では、過去の死に対して家族が嘆き悲しむわけですが、このほうがふつうは長くかかります。死ぬ前の悲嘆の過程は、患者や家族が悲しむことを許されない場合に限って、ひじょうに長くかかります。

Q　先生も患者さんといっしょに泣くことがありますか？　私は「心の底から悲しいと思うなら、素直にその気持ちを表し、泣いてもいい」と思う反面、「どうして私が泣くの？」とも思います。私はこういった患者さんたちの世話をするのに、自分の感情をうまく処理できていないのかもしれません。

A　私は患者といっしょになって泣いてきました。長い間看護してきた患者と生きて会えるのもこれが最後になるだろうと感じるとき、目に涙が浮かぶこともあります。私は、涙が出るのはプロらしくないとは思いません。自分の感情をうまく処理しているかどうかの問題ではなく、むしろ、あなたが自分の人間らしさをどれだけ伝えたいか、なのです。

Q　先生は、死に瀕している子どもの母親がいろいろな段階を経て最終的に死を受容したという話をされました。死が間近に迫った人と親しい間柄にある人はみんなそうなのでしょうか？　そうであれば、死を控えている人より先にその過程を経験するのですか、同時進行ですか、それとも、遅れてですか？

A　たいてい家族の方が遅れますが、ごくまれに患者よりも先に最終段階に到達することもあります。また、これもまれですが、患者と同時進行のこともあります。しかし、ほとんどの場合は臨死患者のほうが先です。

Q　私は、私自身の死に対する不安を取り除くためだけに、死を目前にした患者さんたちに接したいと思います。自分自身が受容の段階に達するための手段として、患者さんたちを利用したいと思うのです。これをどう思われます？

A　もしあなたが自分の要求をみたすために患者を「利用する」つもりなら、あなたは患者の力になってあげることもできないし、大して彼らのためにもなりません。患者のためにならないのなら、あなた自身も得るものはないでしょう。

Q　麻痺や切断を伴うショッキングな事故や病気を経験した後のリハビリに励んでいる患者の場合、家族のほうが受容の段階に達するのが遅れているせいで、患者本人がもっている能力を十分に使えるようになるためのリハビリの進行が遅れたり妨げられたりすることがあります。家族が受容の段階に到達するのを手助けするには、どのような方法がありますか？

A　患者は受容の段階に達しているのに家族のほうが遅れているという場合、あなたの時間と努力をその家族に費やして、家族が怒り、取り引き、抑鬱の段階を経て、患者の限られた機能、あるいは差し迫った死を受け入れられるよう、力になってあげてください。そうすれば、間接的に患者の助けにもなるのです。でも、彼らを急き立ててはいけないということを忘れないで。そんなことをすれば、助けになるどころか、かえって妨げになってしまいます。

Q　愛する人が亡くなる前、まだ健康なうちに、家族その他の人たちがその人の死を受容するのを助けるにはどうしたらいいのでしょうか？　また、亡くなった後に助ける場合は、どうするのでしょう？

A　その時がきたときにやり残しや悔いがないよう、日々相手を愛することです。
相手が家族を亡くしたばかりの人なら、その人が怒り、抑鬱の段階を経て、最終的に受容の段階に達するために、あなたはいつでも求めに応じられる態勢でいることです。

Q　死が迫っている人の家族に対して、どんな態度をとればいいのでしょうか？　なるべく彼らと話をするようにしたほうがいいのか、親切にするのがいいのか、どうすればいいのでしょう？

A　臨死患者の家族も、患者本人と同じ人間です。何も話す必要のないときには、ただ黙っていっしょにいてもらうだけでいいこともあります。ときには親切にしてもらいたいこともあるでしょう。もしあなたが親切にしてあげたいと思えば、そうすればいいのです。また、彼らはもっと事実に関すること、たとえば予後や、患者が受けなければならないさまざまな検査のことについて話したいと思うこともあるでしょう。そうであれば、それらについて話してあげなさい。大事なのは、患者の家族の要求を引き出し、それらに応えてあげることであり、自分の「役割は親切にしてあげること」だという先入観にとらわれないことです。

Q　先生は、「正直になって自分の本当の気持ちを表しなさい」と言われました。たいていの場合については、私もその意見に賛成なのですが、患者に対して「私は死ぬことを考えると怖くて、そういった気持ちをまだ解消できていない」と言ってもいいのでしょうか？　それとも、そうした気持ちを解消してから、患者と話したほうがいいのでしょうか？

A　死ぬことを考えると怖いと思っていて、そういう気持ちがまだ解消していないけれども、そう口に出して言える人は、本当は怖がっていないのです。私はこれまで、自分でもはっきりとわからないことや心配していることの多くを、患者に話しました。すると、それがきっかけとなって患者が心を開き、心配に思っていることを私に打ち明けてくれることもあります。私たちは「不適切なことを言ったりしたりするのではないか」と恐れすぎていると思います。あなたの真心が患者に伝わり、あなたもまた人間らしい心配事を抱えた人間であることがわかれば、患者はぐっと気が楽になり、自分の気持ちを話すことができるようになるでしょう。

Q　私たちがやがて自分の死をどのように受け入れるのか、先生にはどうやってわかるのですか？　私たちは先生のアンケート*に答えました。それでわかるのでしょうか。それとも実際に経験するまでは、本当にはわからないのでしょうか？

＊原註　私どもは終末期ケアをめぐるセミナーへの参加者全員にアンケートを配ります。そのアンケートの目的の一つは、死に関する自分の経験を思い出してもらい、その主題についての自分の考えと向き合ってもらうことです。

A　自分がどんなふうに死に立ち向かうのかは、推測しかできません。本当にそのときが来るまで、はっきりとはわかりませんが、穏やかな気持ちで死について考えられるようになる時期がくれば、かなり正確に推測できます。

Q　どうしたら、苦しむことがあまり怖くなりますか？

A　難しい質問ですね。苦しむことへの恐怖心を克服するひとつの方法は、危機を乗り越えようとしている人たちといっしょに過ごして、彼らの力になってあげることです。そうすれば、あなた自身、だんだん苦しむことが怖くなくなってくるでしょう。

Q　死が差し迫る前に、死を受容する過程を始めるにはどうすればいいのでしょうか？

A　若い時期から始めるのです。老人ホームや、慢性病の専門病院や、末期患者を訪問して、自分自身の死について考え、自分の遺言状を作り、自分が病気にならないうちに、家族とそれらについて話し合うのです。子どもたちも、患者を見舞ったり葬儀に参列することを許されるべきです。それに、病院や老人ホームにある「十四歳未満の子どもの面会はご遠慮ください」という掲示もやめるべきです。

Q　臨死患者の世話をとても苦痛に感じる医療スタッフは、どう取り組めば「死とその過程」にうまく対処できるでしょうか？

A　方法はいくつかあります。まず、自分が苦痛に感じているということを認めることです。あなたはこの質問をすることで、自分で認めているわけです。次に、死亡学の分野の人びとと話をしてみて、とくに何が苦痛に感じる原因なのかを突きとめることです。医療関係の仕事についたばかりの頃は、誰でも苦痛に感じるものです。それが、そういった患者さんたちと過ごすという経験を積むうちに、だんだん楽な気持ちで付き合えるようになります。カウンセリングを受ければ、自分が苦痛に思う原因がわかるかもしれません。もし、どうしても仕事に差し支えるようなら、臨死患者とはほとんど無縁の分野、すなわち皮膚科か眼科に移ることを考えるのも手です。

Q　死に対する恐怖について、私は基本的には未知なるものへの恐怖だという気がします。先生は、結婚する人たちも未知なるものと向き合っているのだと言われました。でも、結婚の場合は、結婚とはどんなものか、経験者にいろいろ話を聞くことができます。死については、経験者の話を聞くことができません。自分自身が経験するまでわからないのです。どんなによく理解しても完全にわかることはありません。

A　その通りです。でも私は、死に対する恐怖は未知なるものへの恐怖とは違うと思います。死後の生についてははっきりとした考えをもっていて、心からそれを信じている人たちですら、死ぬことを恐れ、同じ段階を踏みます。

Q　臨死患者と話す人間が、自分自身の「死ぬことへの恐怖」の問題を解決するには、どうすればいちばんいいでしょうか?

A　末期患者の医療や介護に携わる人たちは、はじめのうちは自分とは違う年代の患者を担当すべきだと思います。もし若い看護学生に、自分と同じ年頃の死に瀕している少女を担当させたら、動揺してしまって、仕事などできないでしょう。でも、もし彼女が年配の患者や自分と違う年代の異性の患者を担当して、うまくできた経験が少しでもあれば、さほど難しいとは思わないでしょうし、彼女が死に対する自分の恐怖心と取り組むことができるよう、末期患者が助けてくれているのだ、ということに気づくことも多いのです。そうするうちに、しだいに自分と同じ年頃の同性の患者の世話ができるようになるはずです。臨死患者ほど、あなた自身の不安を解消する手助けとなってくれる人はありません。

Q　つねに自分の気持ちを知ることによって、自分の死と取り組めるようになるのですか？　それとも、もっと組織だったプログラムのようなものがあって、それを利用できるのですか？　私は自分がやみくもにもがいているような気がして、自分が進むべき方向を見極めるのに助力がほしいのです。臨死患者との接触はほとんどないので、助力となる刺激がありません。

A　自分自身の死と取り組む方法はいくらでもあります。第一のステップは、もちろん、人は永遠には生きられないということを、日々の生活のなかで十分に理解することです。文学作品や詩を読んでもいいですし、音楽や演劇や芸術のなかにさまざまな形であらわれている死について考えることもできます。老人ホームや、精神病院、一般病院を訪れて、命がすべて生き生きしているわけではないということを知ることもできます。そして友人や気の置けない人たちとグループでこのことについて意見を交換し合い、自分なりの見解を作り上げていくのです。宗教は死をずっと広い意味でとらえているので、宗教心のある人は、どうしても人生の意味を考えることになり、そうすることで死の意味についても考えることになります。私たちは合衆国のいたるところで「死とその過程についてのワークショップ」を開き、死亡学の分野で意見交換をしたり考えたりしてもらうようにしています。これらのワークショップは、専門家ばかりでなく一般の人にも開放しています。誰でもいつかは死と向き合わなくてはならないのですから。

Q　いつなんどき死が訪れるかわからない人、たとえば心臓発作を起こしたことのある人などにはどう助言するのですか?

A　私たちは、元気なうちに、命取りになりかねない心臓発作に見舞われないうちに、自分の命は限られているという事実と向き合うべきです。自分の命には限りがあるという事実を受容することを、若いうちに学ぶことができれば、いつ死がやってきても心の準備ができています。患者が自分の死について考えたことがなく、心臓発作から快復しつつある場合は、本人のほうから話題にしなければ、話さないほうが賢明でしょう。「怖かったですか？」と質問すれば、死について話すきっかけになるかもしれません。

Q　先生は講義や著書『死ぬ瞬間』の中で、死に向かう段階について、ゆきとどいた解説をしておられますが、それでも、私にはまだ疑問があります。人はどのようにして自分の死ぬ運命と向き合うことを決意するのでしょうか？　病気で瀕死の患者さんたちの世話をするうちに、意識すれば徐々にそうなってくるのでしょうか？　感情的なレベルでも知性的なレベルでも、自分の死ぬ運命と向き合えば、最終的にはどうなるのですか？死ぬときが来るまでに、全部の過程を終えることができるのでしょうか？

A　死ぬ運命と向き合う方法はたくさんあります。ひとつは、重病で瀕死の状態にある患者といっしょに過ごすこと。彼らの身になって、死に向かう過程のそれぞれの段階を経験し、死を受容する段階に到達するのです。感情的レベルでも知性的なレベルでもこれを繰り返すごとに、自分の死ぬ運命を受容する段階に一歩ずつ近づいていきます。私たちはこれまで、長年にわたる苦悩を通してやっと受容の段階に達した患者さんたちにも出会いました。彼らの苦悩は多種多様で、つらい人生を送った人たち、いろいろな喪失を経験した人たちでした。彼らは同じような過程を何度も経験したので、自分が病気になる前から受容の段階に達していました。それもひとつの方法でしょう。また、子どものうちから老人ホームや病院へ連れて行ったり、死ぬことについて話し合ったり、遺言状を作成したりして、家族の誰でもいつ死ぬかわからないということに対して、心の準備をさせることもできます。このようにして育てられた子どもは、死を生の一部として受け入れ、自分が不治の病にかかっても、死に向かう過程のすべての段階を経験することもないでしょう。農場で育った人たちは、多くの場合、誕生も死も生活の一部として受け入れます。子どもの頃から、農場で、誕生も死も経験しながら大きくなったからです。

Q　どうしたら、臨死患者の世話をするための心の準備ができるのでしょうか?

A　臨死患者を訪ね、その世話をし、話を聞き、彼らから学ぶのです。

Q　患者が死ぬ過程のそれぞれの段階を経験していくのを手助けするには、テクニックのようなものがあるのでしょうか。それとも、ただいっしょにいて、患者が自分のペースで経験していくのを見守るだけですか？

A　ただ患者が自分のペースで進んでいくのを助けてあげるだけです。それが上手にできるためには、あなたが、死に対する自分自身の恐怖と真剣に取り組む必要があります。

Q　私は看護学生で、いろいろな人から「死ぬのが怖い」と打ち明けられました。彼らの力になってあげたかったのですが、自分の無力さをつくづく感じました。これは普通のことでしょうか？

A　ええ、ごく普通ですよ。

Q　臨死患者を世話する人は、それぞれの患者とともに、すべての段階を経験しなければなりませんか？　それとも前の経験で達した段階からですか？

A　私たちは、すべての患者とともに、すべての段階を経験するわけではありません。深く関わった人たちの場合だけです。でも、自分では受容の段階に達していると思っていても、死に向かう患者が怒りや抑鬱の段階にあるとき、ほんの短い間ですが、私も怒りや抑鬱を経験することがしばしばあります。

Q　セラピストが感情を外に表わすと、臨死患者にどう影響しますか？

A　セラピストが感情を表わすのは、薬のようなものです。適切な時に適量を投与すれば、すばらしい効き目があります。多すぎれば体に悪いし、少なすぎても悲惨です。

Q　臨死患者とその家族に関わるソーシャルワーカーの役目は何ですか？

A　私たちは医療や介護に携わるスタッフの間で、はっきりと役目を分けているわけではありません。牧師は宗教上のことや患者の信仰面のことだけ、精神科医は精神面だけ、医者は体のことだけを扱っていればいいというわけではないのです。これまでソーシャルワーカーは、主に家族と経済的な問題を扱うのが常でした。いろいろな職業の人が参加する、私どもの「死とその過程についてのワークショップ」では、しばしば役割を交換し合います。関わることになる家族、あるいは患者といちばん気楽に接することができるスタッフが、ほぼ自動的にその人の助力者となります。ソーシャルワーカーは、患者と良好で深い関係をもっているので、死の床にある患者にとてもうまく接することも多々ありました。牧師が社会的なことを担当し、時には家族の経済的な問題や感情の問題などを担当することもありました。ソーシャルワーカーは私どものチームではとても重要であり、当然組み込まれるべきメンバーです。専門の垣根を超えたメンバーどうしが一致団結してこそ、死に向かう患者とその家族のすべてのニーズに応えることができるのです。

10　スタッフに関する他の問題

医師、看護師、聖職者、ソーシャルワーカーなど、医療や介護に携わる人たちは、最近まで、重病患者や末期患者のケアをするにあたって、ほとんど助力も訓練も得ることはできなかった。私どもの「死とその過程についてのセミナー」は一九六六年に始まり、当時としては、医療関係の異なる分野の専門家たちに対して、死にゆく患者のケアの仕方を訓練する、国内で唯一の、職業の垣を超えたセミナーだった。だから、いまだに病院職員がそれぞれの役割に関していろいろな疑問を感じているのも無理はない。多くの人が「深く関わりすぎる」ことに不安を感じ、また、他の職員たちは、治る見込みのある患者の世話をしなければならないのに、死の床にある患者に「必要以上の時間」を費やさなくてはならないことにショックを受ける。たいてい、彼らはもっと力になりたいと思いながらも、どんな言葉をかければいいのかもわからずにいる。

繰り返し発生する最大の問題は、権限とコミュニケーション、おたがいの信用と信頼の問題である。かつて医療現場の組織では、診断結果と治療計画を患者に話す役割は医師に限られていた。医師が患者と親しく、しばしば家族とも知り合いであり、患者に、知る必要のあることを時間を割いて話すことができる限りは、それで申し分のないものだった。現代の医療では都市化や専門化がすすみ、そういった昔ながらの医者と患者の関係は消えつつある。よく知られているように、大学附属病院などでは、患者のところには何十人もの医師、レジデント、インターン、エクスターンや、それを上回る数の看護師たちがひっきりなしにやってくるが、その誰かと個人的に親しくなることはほとんどない。「医療や介護に携わるスタッフ」の人数が増えれば増えるほど、コミュニケーションをとるのが難しくなり、患者のいろいろなニーズのどれに対して誰が応えるのかを決めるのが難しくなる。

かつて看護師は、直接患者に接して世話をするのが主な仕事だった。いまでは記録をつけたり、書類を書いたり、複雑な最新装置をチェックしたり、次のシフトの看護師に引き継ぎをしたりと、仕事を抱えすぎている。

こんなに複雑化した体制では、患者自身よりも患者の電解質のほうが重要になりかねない。レジデントは患者の血球数を知っているかもしれないが、患者の子どもが病気になったことは知らないだろう。患者が死をどうとらえているかとか、どんな宗教的信念をもっているかにいたっては、医療スタッフの誰もがほとんど知らないのではないだろうか。

病院の大型化が進み、専門職員の数がさらに増え、(看護師を機械技師にしてしまうような) ますます先進的な装置が登場すれば、スタッフの問題はさらに増えるだろう。われわれはこの傾向を遅らせることはできないけれど、ときどき立ち止まって、いま自分がしていることについて、「なぜ」しているのだろうかと自問してみることはできる。いま自分は病院のために働いているのか、特定の上司の要求をみたすためなのか、それとも本当に患者の役に立っているのだろうか、と。

また、同じ職場の仲間について不満を言うのはやめ、しばし彼らの問題をいっしょに考えれば、彼らの心配事やニーズをより理解できるだろう。誰だって時には、悩みや愚痴を聞いてくれる人が必要なのだ。私たちには、時どき感情を吐露するための「叫びの部屋」が必要なのだ。もし、おたがいに自分のニーズや感じていること、失望や喜びを分かち合えたなら、大きな大学病院だって、個人が成長する場となり、職種を超えた、よりよい協力関係の場となるかもしれない。

Q　患者に死の話をすることを拒む医師には、どう対応すればいいのでしょう?

A　あなたはその医師の決断を尊重すべきだと思います。でも、あなたが患者のそばにいて話を聞いてあげることは、誰にも禁ずることはできません。そうしてあげれば、患者は自分の命が限られていることを知っていると打ち明けてくれるかもしれません。これは、聖職者、看護師、友人、ソーシャルワーカーなど、介護に関わる人すべてにあてはまることです。

Q　多くの医師にとって、死に瀕している患者に対処することが、どうしてそんなに難しいのでしょうか？

A　最も大きな問題のひとつは、医師は医学部での四年間で、病気を治療し、治し、延命するように訓練されることです。彼らが学んだなかで、「死とその過程」に関係した唯一のことは、死体を解剖させてもらいたいときの頼み方です。だから、「自分が治療している患者が亡くなる」ことが失敗と見なされるのもうなずけます。医師たちは、快復の見込みのない患者に対してどうすればいい医師になれるか、といった訓練をまったく受けないのですから。

Q　夜中でもいとわず駆けつけてくれるようなインターンも医師もソーシャルワーカーも聖職者もいないとき、患者になんと言えばいいのでしょうか？

A　私なら、自分が駆けつけます。

Q　臨死患者とその家族の力になれるように、病院の職員を教育するにはどうしたらいいのでしょうか？

A　病院ごとに、セミナー、ワークショップ、あるいは末期患者の問題を話し合う場や、職員がそれぞれの気持ちや欲求不満や苦悩を分かち合える場を設けるべきです。そうすれば職員はひとつのチームとして力を合わせ、これらの問題に取り組めるでしょう。

Q　小さな個人病院の看護スタッフは、臨死患者やその家族にどのように対処すればいいのでしょうか？　この病院では主治医が看護の全責任を背負いこんでいて、末期症状のことも、その医師から家族や患者に話すことはありません。

A　病院の職員の誰かがその主治医と話す機会をとらえ、彼が「全責任」を背負いこんでいる理由を聞いてみたらどうでしょう。臨死患者とその家族が末期疾患と向き合えるように、看護スタッフ、病院牧師、ソーシャルワーカーといった介護に関わる人たちが手助けしてくれるのであれば、責任の一部を彼らに任せてもいいのだ、ということが彼にはわかっていないのかもしれません。チーム・ミーティングを開き、その際は病院の経営者にも必ず来てもらってください。とても大事な人なのに、忘れられがちですから。

Q　よろしければ、次の問題についてお考えを聞かせてください。病気の原因を探るための検査を毎日受けてきた患者に、病院のスタッフはどんな助力をしてあげられるでしょうか？　患者には表立った症状はないのですが、検査は数週間に及び、最終的に出された診断は「原因不明」です。診断結果には「経過観察の必要あり」と書かれていました。他と同じような対処の仕方でいいのでしょうか？

A　失明するとか、歩けなくなるとか、検査を受けてその結果が出るまで家に帰れず、病院で過ごさなくてはならないとか、なんらかの危機を経験する人は、患者に限らず、誰でもたいてい同じような段階を経験します。ひどく怒って抑鬱状態になるとか、最終結果が出るまで取り引きをすることもしばしばです。自分の病気が何なのかがわからないままになっている患者の場合、心身症的な問題があることが多く、全身の精密検査の一部として精神科医による面談もすべきです。そうすれば、長引く入院生活、高額な費用、はっきりした結果が出ないまま繰り返される検査に、患者がうまく対処できるよう、精神科医が力になることもできます。

Q（医学生として）病棟で死の問題について考えさせられたことが一度だけあります。ある患者に対して、蘇生処置はしないという口頭での指示があったのですが、私には、それが医師とスタッフのためだけにされた決断だったような気がしています。この件についてはどう考えればいいのでしょうか？

A　集中治療室の患者については、チームで話し合うべきだと思います。チームには、看護師、ソーシャルワーカー、牧師、それにもちろん担当医も含まれます。決断にあたっては、患者の意思と家族の意思を考慮に入れたうえで、チーム全員の合意をみなくてはなりません。

Q　「痛み止めを持ってくるのが十分遅れた。コーヒーでも飲んで休憩していたんだろう?」と言う患者さんには、なんと答えればいいのでしょう?

A　そういう患者に対しては、ベッドの中で痛みに耐えながら痛み止めを待っていることがどんなにつらいか、こちらにもよくわかっているということを強調してもいいと思います。もし本当にあなたが遅れたのなら、まず患者に謝ります。それから、休憩をとっていたことを話し、申し訳なかったと言います。あなたが患者の動揺した気持ちを理解していることを示し、自分の非を正直に認めれば、患者ともっとうまく付き合えるでしょう。患者のほうでもあなたのニーズを尊重し、コーヒーブレイクをとることも必要なのだということをわかってくれるでしょう。次からは、「先に」痛み止めを持っていき、それから休憩をとれば、コーヒーをもっとおいしく飲めますよ。

Q　家族もなく、親しい友人もなく、大都会の医療システムの中で、施設や病棟をたらい回しにされている患者に、どう接したらいいのでしょうか?

A　あなたにはすでに私の答がおわかりでしょう。悲しい現実ですが、身寄りのない人のほとんどが、よくたらい回しにされます。でも、そんな患者を受け入れ、ちゃんと世話をする病院もあります。現在のようなシステムの中では、そんな患者には友だちを見つけてあげるのがいちばんだと思います。どこの施設や病棟に送られようと、見舞いに来てくれるような友だちがいればいいのです。あなたがそんな特別な友だちになってあげることだってできますよ。

Q　私は腎臓病の専門医で、週三回の血液透析を受けている慢性腎不全患者を担当するチームに入っています。何人かの患者にとっては、私たちの「助け」が、生きる時間を延ばしているのと同時に、死ぬ過程を長引かせているように思えるようです。数人の患者は、私が「拒否的な気まま行為」と呼んでいる行為を続けています。つまり、薬を飲むのを「忘れ」たり、彼らの病気にはとても重要な食餌制限を守らなかったりします。患者が自分の体をもっとよく管理するように手助けをすることが必要だと感じる一方で、患者の気持ちを尊重すべきだ（拒否は目的にかなっています）という気持ちもあります。この透析チームにとっての板ばさみ状況に助言をください。

A　透析患者は、そういった問題が頻繁に生じるので、扱うのがとても難しいですね。極端な「拒否的な気まま行為」を続けたり、薬を飲み忘れたりする患者は、多分に、私たちが「受動的自殺行為」と呼ぶ行為に及ぶ可能性の高い人です。そういった患者は、心の底では望みを捨てる覚悟ができています。彼らは心の中で、治療に費やす努力、いろいろな制限や治療費が、現在の自分の生活の質に見合うものであるかどうかを秤《はかり》にかけているのです。このような態度をとる患者とは、面談する必要があります。治療チームはそのような患者とミーティングをして、チームがやっていることと患者がやっていることを時どき再評価し、おたがいの行為を理解する努力をすべきだと思います。よくあることですが、透析チームは患者の限界を認めることができず、そのため、その患者に対して非現実的な望みを過度にあたえがちです。その結果、患者が受動的自殺行為に及ぶ確率が高くなるのです。

Q　重病や重傷を負って危篤状態にある患者は、いちばん重篤な状態にあるときには家族に会うことを許されません。電話、カード、手紙、カセットテープに録音したものは認められていますが。こんな病院のありかたをどう思われますか？

A　電話、カード、手紙、カセットテープは代用にすぎません。けっして、患者がそのような危機的な状態にあるときに手を握っていてくれるような、あたたかくて思いやりのある人に付き添ってもらう代わりには、なりません。私は、そういった制限は病院側の都合で設けられているのだと思います。重傷や重度の火傷を負った患者の場合、見舞客の出入りがないほうが患者のためにいいことは確かです。でも重病患者の場合は、一人の近親者の付き添いを制限なしで認めるべきだと思います。危篤状態にある患者が愛する近親者に励まされて、ついには「危篤状態を切り抜ける」こともよくあるからです。私は、面会時間が決まっていることにも反対です。たとえ集中治療室であっても、患者が危篤状態にあったり、臨終が近いと思われる場合は、面会時間を制限すべきではないと思います。一時間に五分とか十分という面会時間が決められているのは、末期患者にとってもその家族にとっても、酷というものです。家族は患者の命が果てるのは今日かもしれないとわかっていながら、つらくて苦しい気持ちを抱えたまま待合室で待たなくてはならないのですから。

Q　死を目前にしている人たちにとっての牧師の役割について話していただけますか。

A　私たちは何百人もの末期患者にインタビューをし、追跡調査をしました。これは病院牧師さんたちの存在があったからこそできたことです。家族が、精神科医の面接を受けたくないときや、他人が「患者と死について話す」のをいやがるときでも、唯一、病院牧師だけは病室に入れてくれることが多いからです。聖職者を拒絶する人はひじょうに稀です。よって牧師特有の役割とは、患者の信仰面で力になるということになります。患者とともに祈り、望まれれば臨終の者に対する最後の儀式をおこない、患者の宗教的なニーズについての質問に答えるのです。牧師は、患者の総合的看護というチーム目標には欠かせない存在です。カトリック教徒ではない患者が司祭を呼んでほしいと言ったり、あるいは、ユダヤ教の指導者であるラビが「おたがいに気に入っていた」プロテスタントの患者の力になったりすることも、しばしば目にしてきました。宗派的な場面ばかりでなく、職種の壁を超えたチーム活動の要員としての聖職者の働きによっても、ひじょうにいい成果があがっています。

Q　患者から看護師を遠ざける、モニターのような装置を使わずに済ませることはできないものでしょうか？　私はかつて心臓モニターをずっと監視していましたが、モニターではなく患者さんのほうをこそ気をつけて見ているべきだったということが、いまならわかります。わずか三時間後に、その患者さんに死なれてしまったのです。

A　看護師の養成にあたっては、臨死患者と関わる際に「切りかえ」がきくように、集中治療室やガン病棟を出たらそこからすぐに解放されるような関わり方を教えなくてはいけないと思います。現状では、集中治療室の看護師は、一日に八時間から九時間も、真心をこめて末期患者の看護にあたることを求められますが、そんなことは不可能です。そういった職務をこなすための唯一の方法は、個人的な感情を抜いて仕事を機械的にこなすことです。でもそうすれば人間味がなくなってしまいます。私が考えている理想の病院は、集中治療室での看護師の勤務時間が一日に四時間です。そうすれば、担当している患者さんたちを、心を込めて看護しながら、人工呼吸器やモニターのチェックもできます。残りの勤務時間は、集中力を要するために極度に消耗するような勤務の疲れを癒せるよう、健康な赤ちゃんの外来を担当したり、事務処理をしたりするのです。一日九時間も、人間として患者を看続けることはできません。私たちは自分の人間としての限界を認めるべきです。このことは、臨死患者のカウンセラーだけでなく、とくに集中治療室の看護師にあてはまることです。

Q　先生がなさっているような仕事をするチームのメンバーになるためには、どのような専門的な資格があればいいのでしょうか？　ニューヨーク地域で、臨死患者に対してこのような取り組みをしている病院をご存じですか？

A　臨死患者のための特別施設や特別のホスピスや病院などに興味を寄せる人はどんどん増えています。たとえば、ロンドンのシシリー・ソンダース博士のホスピスがあります。コネチカット州では、現在、新たなホスピス法人施設を建築中です。この法人もまた患者に最高の終末期ケアをしようとするものであり、ロンドンのセントクリストファー・ホスピスをモデルとして作られた、おそらく最初の病院のひとつです。そのような施設やホスピスでは、看護助手から痛みの軽減法の専門家まで、あらゆる種類の医療・介護職が必要とされます。末期患者の看護に興味のある人は、この新しいホスピスに問い合わせるといいでしょう。

Q　私は死を見据えた看護姿勢についての修士論文を書いています。文献では、患者が死に至る過程を経る際の力になるために看護師が患者について知っていなければならない事柄が提案されているのですが、その提案事項のいくつかが、しだいに気にかかるようになりました。たとえば、スタッフは患者の対処メカニズム†はどんなふうであるか、これまでの人生ではどうだったか、患者のライフスタイルはどのようなものであったかなどを知っていなくてはならないと書かれています。こういった詳しい情報は、家族や長年来親しい関係にあった人たちにしかわからないんじゃないでしょうか。患者についてこのような情報を知っていなくてはならないとなると、看護学生やスタッフはやる気をそがれませんか？　看護助手のような、専門職ではない人は、臨死患者についての協議にどのような貢献ができますか？　患者が死の諸過程を経るための力になるのに、彼らは有効な人材でしょうか？

†訳註　精神的苦悩や問題に対処するために働くメカニズム。さまざまな身体的病気や行為となって現れることもある。

A　精神分析専門医や精神科医でなくては臨死患者の力になれない、という考えは間違っています。患者の力になるのに、患者の一生も経歴も対処メカニズムも知っている必要はありません。実際、患者のカルテを見ず、患者の人柄について何も知らないほうが、かえって臨死患者の力になれる場合もあります。私はそうした例をこの目で見てきました。私たちの望みは「人の話を聞く」人間を育てることです。患者の話に耳を傾ければ、患者はちょうどその時期に応じた質問をしてきます。重病であることを患者が告知されているのかどうかも、知っている必要はありません。多くの場合、カルテにはそう書き込まれているし、看護スタッフは患者の病室に入るとき、「自分はそれについて話すことができる」と思っています。重要なのは、患者の話を聞くことと、患者の質問に正直かつ率直に答えてあげることです。さらに重要なのは、あなた自身が死とその過程についてどう思っているかです。いちばんいいと思われる例を紹介しましょう。数年前のことですが、私が「死とその過程についてのセミナー」を始めようとしていた頃、ひとりの清掃係の黒人女性に出会いました。この女性が臨死患者の部屋に入っていくと、明らかに何か前向きなことが起こるということがたびたびありました。ある日、私は彼女を呼び止めて、「あなたは瀕死の患者さんたちに何をしているの？」ときいてみたのです。すると彼女は身構えて、ただ病室の掃除をしただけだと言い張りました。何週間もかけてやっと彼女と友だちになり、いっしょにコーヒーを飲んだとき、彼女がようやく口を開きました。スラム街で苦しくてつらい生活をしていたときの忘れられない経験を話し始めたのです。どうしてそんな話を私にするのかときこうとしたとき、彼女は、病院で三歳になるわが子を膝に抱いて何時間も医師が来るのを待っていたときのことを話しだしました。彼女の幼い息子は待合室で息をひきとったのです。最後に彼女はこう言いました。「死は私にとってはもう見知らぬ存在じゃないんです。古くからの知り合いのようなもので、少しも怖いとは思いません。たまに、死を控えた患者さんの病室に入っていくと、なかにはとても怯えているような人がいます。だから、どうしてもその人のそばに行って体に触れ、そんなに恐ろしいものじゃないのよ、と声をかけずにはいられないんですよ」。彼女自身が死を受容しているから、その安らかな気持ちを伝えることで、私の患者さんたちの気持ちを慰めることができたのです。

Q　私は正看護師です。あるとき、瀕死の男性のそばに座って手を握っていてあげました。ただ、その患者さんに、私が気にかけていてそばについていることを知らせたかっただけなのに、上司の看護師から「そんなことをやってないで、早く仕事に戻りなさい」と言われてしまいました。助けてください！

A　助けが必要なのはあなたではなく、上司の看護師ですよ。

Q　次のような状況の看護スタッフをどう助けたらいいのでしょうか？　医師は、患者に病状（重病、つまりガンで、それも末期です）を知らせてはならないと主張しています。看護スタッフは、患者から病状をきかれるのをおそれて、その患者を避けたがっています。

A　この質問は、臨死患者についてのワークショップやセミナーを開くごとに、かならず出されます。医師はその患者をよく知っているのかもしれません。そして、その患者は最後まで「否認」を必要とするような、数少ない例外的な存在なのかもしれません。そうであるならば、患者には末期だと言わない方がいいでしょう。でも、患者には遅かれ早かれ自分が重病であることがわかるでしょう。もし医師が説明できなければ、患者は聖職者か看護師にもっと細かい質問をするでしょう。あなたが患者の話を聞いたり質問に正直に答えたりすることは、誰にも禁じることはできません。もし患者から、自分はガンなのかと問われたら、あなたはそのことを医師に話してください。医師だけが診断に関する質問に答えるべきだからです。もし患者が「病気は快方には向かっていない」とか、「ますます痛みが増してくる」とか、自分の感じていることを話したなら、看護師はそばに座って共感し、できるだけ慰めようと努力すべきです。患者は、どの看護師が自分の言うことに耳を傾けてくれ、自分を避けたりしないのかをすぐに察知します。すると患者は看護師に、自分がどこまで知っているかを話し、看護師にも答えられるような、関連した質問をするでしょう。看護師として、あなたは率直に、「診断については担当医しか話すことができませんが、あなたの話を聞くことなら私にもできます。どうなさったのですか？」と言ってもいいのです。すると患者はすぐに自分の動揺した気持ちを「あなたに」話すでしょうから、力になってあげてください。

Q　看護師は三重に拘束されています。医師と病院と患者と、協調しなくてはなりません。患者は明らかに知りたがっているのに、医師からは「患者に病状のことを話したり、死や予後のことを話したりしないように」と指示されています。看護師はどうすればいいのでしょうか？　看護師の法律上の責任と、職業倫理にかなった責任とはどんなものですか？

A　前に出たいくつかの質問に対する答えの中でも言いましたが、看護師は、患者に診断内容を話す立場にはありません。看護師が自分の役割からはみ出した場合、医師は首にすることもできます。そうしないとチームワークの妨げとなるからです。看護師が患者の力になってあげる方法はいくらでもあります。病院牧師に頼んで、患者を見舞ってもらうこともできます。そうすれば、患者は自覚していることを牧師に聞いてもらえるでしょう。もし看護師がその問題を避けなければ、患者は看護師にそのことを話すでしょう。いちばん良いけれど、いちばん難しくもある方法は、患者と率直に話すことができないらしい医師とじかに話をして、自分の気持ちを伝え、「患者ともっと率直に付き合いたい」と伝えることです。

Q　看護スタッフはたいてい二派に分かれます。ロス先生の考え方を信じている者と信じていない者です。どうしたらいいのでしょうか？

A　この質問に対しては、世の中には死後の生を信じている人とそうでない人がいる、と答えるのがいちばんでしょう。信じていない人を無理に信じさせようとしてはいけません。あなた自身が安らぎを感じ、満ち足りた気持ちでいれば、あなたの考え方が臨死患者に接する仕事だけでなく日常の生活でも役立つことが、他の人たちにもよりよく伝わると思います。死の床にある患者に対して率直かつ正直であるべきだという考え方を信じていない看護師たちも、すぐに、あなたが患者ととても良好な関係を築いていることに気づくでしょう。あなたを見て、落ち込んでいる様子も憂鬱そうな様子もなく、一日の終わりに疲れ切った様子もないことが、彼女たちにもわかるでしょう。「担当している患者が死にかけている」にもかかわらず、本当に彼らの力になってあげられると感じているあなたは、死の床にある患者ととても満たされた時間を過ごしていることが、彼女たちにもわかるでしょう。そうすれば彼女たちにも違いがわかるはずです。そうなれば、あなたと同じ考え方の看護師が増えることでしょう。

Q（能力があって、死の床にある患者さんに必要とされているにもかかわらず）医師でも看護師でもない素人が、医師と看護師の秘密結社的なやり方を打破して、患者に安らぎと助けを与えるためには、どうしたらいいでしょうか？　とても難しい場合があります。患者はすでに本当のことを知っていて医師や看護師に話さないだけなのに、医師も看護師も、部外者が患者にもらしてしまうことをおそれて、部外者を入れたがらないことが多いのです。

A　ひとつの方法は、病院の正式なボランティアになることです。あなたが成果をあげれば、スタッフはあなたの能力にすぐ気づくでしょう。死の床にあり、誰かがもう少し時間を割いてそばにいてあげるべき患者に、あなたが付き添ってくれたら、スタッフも喜ぶでしょう。呼び出されることもなく他の仕事が待っているわけでもない人が付き添ってくれれば、たいていの人はありがたいと思い、他の人にうらやましがられるようなことはあっても、恨まれることはあまりないでしょう。

Q　臨死患者を抱えている病棟の看護師が、医師も看護師も含めてスタッフがその患者を避けていることに気づいたとき、会議で話しても埒があかなければ、どのような行動をとったらいいのでしょうか?

A　あなたの勤務時間の前でも後でも、ほんの少し時間を割いてその臨死患者を見舞ってあげたらどうでしょう。短い時間で充分です。自分を見捨てずにいつも見舞ってくれる人がひとりでもいれば、患者の気持ちは救われるのです。

Q　医療・介護に関わる者として、医師には患者やソーシャルワーカーに対して正直に本当のことを話してもらいたいのですが、そのためにはどうすればいいのでしょうか?本当のことを話してくれさえすれば、誰かが患者の力になるよう、少なくとも努力することができるのですが。

A　あなたの病棟で、医療や介護に関わるいろいろな職種の人びとを交え、会議かセミナーを開いたりして、末期患者を相手にする場合のおたがいの困難について話し合う場をもつようにしたらどうでしょう。

Q　私の経験では、末期患者を治療している医師、とくに内科医は、死の問題や末期疾患に対処するだけのデリカシーも訓練経験も時間も持ち合わせていません。こういった状況、とくに外来患者の場合に、化学療法を受けている患者や小児白血病患者の両親が置かれている状況を改善するには、どうしたらいいと思われますか？

A　第一に私たちがすべきことは、医学校のカリキュラムに医術の一部として「死とその過程」に関する講座を入れることです。そうすれば、より多くの医師が末期患者との接し方を心得て、楽な気持ちで患者に接することができるでしょう。二番目にできることは、外来診察部に「叫びの部屋」を作り、定期的に通院してくる患者が自分の気持ちや不安を聞いてもらいたいときに、その部屋で、看護職あるいは訓練を受けたボランティアの人に話を聞いてもらうことができるようにすることです。三番目に、すべての外来で、定期的に通院してくる患者と白血病の子をもつ親たちのために、グループセラピーを始めることです。これは参加者全員にとってひじょうに治療効果があることがわかっています。

Q　私たちの病院では、腫瘍専門科があります。そこのスタッフはほとんどいつも情緒面で疲れ切っていますが、助けてあげる方法はありますか？　スタッフはしばらくすると、患者と接しても感情移入しなくなる傾向にあります。

A　ガン病棟や腫瘍科にはスタッフ用の小部屋を設けることがとても重要です。そうすれば、スタッフがそこに集まって、本能的に出る反応、要望、心配事、不安などを話し合うことができます。「スタッフ自身のエネルギーを充電」できる場がなければ、疲れ切ってしまって、そのまま諦めてしまうか、患者の世話をする際に、感情を殺して機械的にこなすしかありません。

Q　看護師は、医師が診断について患者に何と告げたかを知ろうとしなくてはいけませんか？

A　ほとんどの看護師は、患者が医師から何と言われたのかを知っていなくてはならないと感じているようですが、私たちは、医師が患者に何と言ったのかはさほど重要ではないという印象を受けています。もっとずっと重要なのは、患者がどのように告知されたかです。このことはどのカルテにも書かれてはいませんし、その場に居合わせない限り、看護師が医師の口から聞くこともありません。死ぬ過程にある患者に楽な気持ちで接することができる医師は、病気の早い段階で、患者に重病であることを告げ、患者の質問にはすべて答えるでしょう。こういうふうに扱われた患者は、望みを与えられる限り、ひじょうにうまくやっていきます。末期患者に接する看護師は、患者が何と告知されたのかわからなかったら、患者の話に耳を傾ければいいのです。患者は自分の話したいことを看護師に話すでしょう。また、自分がどれだけ知っているかも話してくれるでしょう。患者が話したいと思う内容は日によって、また人によって違うということを、看護師が理解することが大切です。

Q　いつも自分勝手な手段をとる医師をもっと理解し、いっしょに働くには、看護師はどうすればいいのでしょうか？

A　このような場合、医療や介護に従事する他のメンバーがその医師に対して問題点を指摘することができ、少なくとも医師のそのような方法に対する不安を表明できるような場を作ることが大切だと思います。そのためには、職種の垣を超えたセミナーを発足させることです。

Q　患者にはまずどのように話しかけたらいいのでしょう？　看護師はどのようにして、患者が死について話すように仕向けたらいいのですか？　病室に入っていって、「さあ、死について話しましょう」というわけにはいかないでしょう。それに、医師の多くが、患者に知らせたくない（たいていは家族の希望で）と思っているという問題もあります。死が間近に迫っていることを、看護師が患者にほのめかそうものなら、首になりかねません。

A　その通りです。死が迫っていることを患者に告知すべきではありません。死が近いことや、病状が末期であることを、患者に話してはいけません。治療のためにならないし、患者の助けにもならないからです。「死について話す」意味は、ある患者がほとんど医療の及ばない状態であることを、あなた自身が受け入れられるかどうかと関わりがあります。患者がこの現実に直面し、あなたに質問したときは、患者のそばに座ってそのことについて話してあげるのが、あなたの仕事です。もし、あなたが気まずくて、事実を否定し、話題を変えるようでは、患者の力になることはできません。ふつう私たちはまず、患者を見舞い、そばに座り、話をしたい気分かどうか尋ねます。もし、患者が話したいと言えば、こちらから「病気が重いと、どんな気分ですか」ときいてみるのです。患者はすぐに食餌制限のこと、どんどん増す痛みのこと、スタッフに避けられていること、その他の困っていることを口にしはじめます。五分もすると、孤独で、惨めで、寂しい末期患者の心境を告白するでしょう。時には、患者の病室を訪ね、どれくらい病気が重いのかときくこともあります。ある患者さんは私の目をじっとのぞき込み、驚いて尋ねました。「本当に知りたいのですか?」。私が知りたいと言うと、彼は言いました。「体じゅうがガンに冒されているのです」。二、三分もしないうちに、私たちは、ガンの末期患者というのはどんな感じがするものなのかについて話していました。他の方法もあります。ただ座ってこう言うのです。「何か話したくありませんか?」。すると、患者は自分の気にかかっていることを話すでしょう。もし、あなたが気まずそうな顔を見せなければ、患者は自分の終末期介護へと話をすすめるでしょう。話のきっかけをつくるには、たんに「つらくありませんか?」と話しかけてもいいでしょう。

Q　看護師として、これまでに何度となく死の床にある患者さんたちと関わってきました。患者さんとのつながりができるということは、その患者さんに対する責任を負うということではありませんか? 患者さんが自分を必要としていることがわかっても、そのときに仕事の都合でいっしょにいてあげられないときはどうなるのでしょう。患者さんを失望させることになるのでしょうか? そのような患者さんが理解してくれるかどうか、それを知ることが私にとっては重要なのです。

A　アンセルム・L・ストラウスとバーニー・G・グレイザーの『苦悩』を読んでください。私たちが、患者といっしょにいてあげられないことを仕事のせいにして正当化し、患者を避けていることがいかに多いかがわかります。たいていの場合、それは言い訳であり、死ぬ過程にある患者と向き合うのが苦痛であることのあらわれです。あなたが末期患者と良好な関係を築いてから、その後、持ち場が変わったとしても、仕事が終わって家路につく前に、その患者の病室にちょっと立ち寄っても、二分とかかりません。臨死患者はあなたの仕事上の責任を理解していますし、仕事には異動がつきものであることも理解しています。だから、あなたが連絡を保っている限り、患者はわかってくれます。あなたが病院に出ないときははがきを送るとか、たまに電話をしてあげるとかしても、二分とかかりませんよ。いちばんいいのは、もちろん、ちょっと見舞ってあげることです。五分足らずでいいのです。

Q　医師が患者に死が近いことを告知しないことにした場合、療法士としてはどうしたらいいのでしょうか？　私は作業療法士なのですが、患者の精神面でのサポートをするようにとよく頼まれるのです。患者さんたちはよく死について話したがります。私は彼らの力になれないような、まるで両手を後ろで縛られていて何もしてあげられないような気がするのです。

A　何もしてあげられないことはありません。患者を心理的にサポートするようにとはっきり頼まれたのなら、あなたは患者といっしょにいて、楽な気持ちでいなくてはならないし、患者のほうから死を話題にしたら、死についても話さなくてはなりません。あなたのほうから病室に入っていって、患者がまだ「否認」の段階にいるかもしれないのに、「死ぬってどんな気持ちですか？」などと言うのは問題外ですが、患者のほうから出す話題ならば、どんなことを話してもいいのです。あなたが患者の話を聞いてそれに答えるのを禁ずることは誰にもできないのです。それを忘れないでください。

Q　病院牧師や看護師などの職にある私たちがいちばん不安なのは、何らかの応答を求めている患者の力になろうとしているときにものすごく緊張を感じ、そうした緊張状態にいる自分を信用できないということです。私たちは患者に対して率直な反応を示したいのに、もしそうしたら自分の気持ちを抑えきれなくなって、私たちに望まれている落ち着いた態度がとれないのではないかと不安なのです。だから、仕事として客観的に冷静に対応するほうが楽なのです。

A　客観的な仕事上の態度での対応にとどめておいたほうが、あなたにはやりやすいかもしれません。でも、あなたがまずひとりの人間として患者の病室を見舞ってから、自分の職業上の役割に入れば、そのほうが患者にとってはもっと助けになります。あなたは人間であり、感情もあるし、本能的な反応もするわけですから、それを患者と分かち合えば、患者にとってはありがたいでしょう。あなたが仕事上の役割だけで患者の病室へ行っても、あなたの悲しみや無念さや苦悩といった感情を、そして時には痛みを、患者と分かち合うことができなければ、本当の意味で患者の力になることはできません。

Q　心臓移植の候補者になっている、十代の心筋炎の男性患者がいます。彼はまったく心の準備ができていません。そのような患者の両親や担当医が、看護スタッフには病気のことで患者と話をしてほしくないと思っている場合、どう対処すればいいのでしょう？

A　医師と親御さんの意志を尊重しなくてはなりませんが、あなたがその若い患者のことを思う気持ちや、彼に対する愛情や思いやりは示してもいいのです。彼の病室にあなたしかいないときに、彼はあなたの手を握って、将来の手術のことを質問するでしょう。そうすれば、あなたは医師に頼んで、次の回診のときに同席させてもらい、あなたがいるところで患者が医師にその質問をするように後押ししてあげることができます。

Q　私たちが死の床にある患者さんに何をしてあげようとしているかが、医師にはなかなかわかってもらえないことがよくあります。これについては医学の教育現場では何か策を講じているのでしょうか？

A　はい。今ではますます多くの医学部や医学校が、カリキュラムの中に、死の床にある患者のケアを取り入れています。

Q　先生は患者さんたちのいろいろな合図を読みとるのに長《た》けていらっしゃいます。それが、先生のお仕事だからでしょうが、私のように、病棟で、生きている患者さんの世話に忙しい看護師や他のスタッフが、死の床にある患者さんともっとうまく接するにはどうしたらいいのでしょう？　勤務時間の後まで残らない限り、時間がとれないのですが、どうやって時間を作ればいいのでしょうか？

A　あなたが死の床にある患者をもはや生きている患者とみなしていないところに問題がある、と私は思います。私は、死ぬ過程にある患者も、他の患者ほどではないにしろ、同じように生きていると思います。病気がよくなって家に帰ることのできる患者ほどではないにしても、彼らは看護スタッフの介護も時間も注意も必要としているのです。死の床にある患者の世話をして、彼らの話に耳を傾け、合図を読みとるのに、病状のいい患者に対して同じことをするより時間がかかるというようなことはありません。五分あれば、末期患者に特別のケアをしてあげることができます。そしてこの五分が、後の一時間分の苦悩や話し合いや苦痛を省いてくれることになるのです。スタッフは、死の床にある患者は自分のほうからはほとんど要求しない、ということを忘れがちです。でも、そんな患者こそ、快適に過ごせるよう、人間の力で可能な限り痛みのないようにしてあげることが必要です。それに彼が必要としているのは、彼を見捨てないひとりの人間です。それ以上を望んでいません。もし看護師が一分ほど立ち寄って、「今日はつらいですか?」と声をかければ、患者は、今日は何が特別つらいかを話してくれるでしょうから、看護師はその苦しみを軽減しようとすることができます。ほんの少しの時間でも適切に使えば、後で何時間もかける必要がなくなります。

Q　患者の病気が末期である場合、患者にそれを告知するかどうかを医師が判断することについてどう思われますか?

A　病気が末期だとか、もうすぐ死ぬとかいうことを患者には言うべきではありません。患者にはただ病気が重いことを告げ、患者が過ごしやすいようにし、力になるためなら可能な限り何でもするとだけ言います。患者が「医学の力ではどうにもできない状態」

になれば、患者は医師に、自分には望みがあるかと訊くでしょう。もし医師が患者にありのままを話し、患者の望みを封じることのないように、自分の適切な予想を患者に話せば、患者は、あなたの病気は良くなりますと言われた場合より、ずっとよく自分の病気に対処できるでしょう。

Q　患者の死期が迫っているという事実に直面しようとしている若いレジデントを、どう手助けしたらいいでしょうか？

A　若い医師は、すでに「形成されて」しまっている年長の医師よりも、こうした訓練をずっと前向きに受け入れます。医学部の学生に、医療技術とともに末期患者のケアを教える試みは、成功率がひじょうに高いのです。インターンよりもエクスターンに関心をもたせるほうがうまくいきます。研修期間の約二年を終えた後では、関心をもたせることはほとんど不可能になります。ですから将来、医師が看護師、病院牧師とよりよい関係を結んで、末期患者のケアをするためには、早期に学生に関心をもたせ、「医学」と「医術」を同時に教えることが必要不可欠です。

Q　介護スタッフが自分自身や患者の感情に向き合うのを手助けするような、（グループ活動のような）組織的な方法はありますか？

A　私たちの「死とその過程についてのセミナー」では、末期患者のニーズに対処するだけでなく、各セミナーと患者インタビューの後に、スタッフ間のグループ・ディスカッションもおこなわれます。このディスカッションは、その患者に関する直感的な反応と感情を分かち合うために、職種の垣根を超えたレベルでおこなわれています。このグループ・ディスカッションのおかげで、スタッフは自分が抱える疑問を吐き出して、感情を共有しやすくなっただけでなく、おたがいが抱える問題を理解できるようにもなりました。看護師は医師の仕事の難しさに、より大きな敬意を払うようになりましたし、その逆についても同じことが言えました。このディスカッションは、患者がいないところで行われなければなりませんし、秘密はつねに厳守されています。

Q　これまで先生は、末期あるいは重態の患者が、自分の病気や、自分と家族の頭から離れない、死ぬかもしれないという思いに上手に対処できるようにと、いろいろな方法と機会を提供なさってきましたが、その際、内科や外科の医師たちの抵抗を少なくできましたか？　もしできたのなら、どのようにしたのですか？

A　私たちは、医療や介護に携わるさまざまな人たちと、何百回もワークショップ、セミナー、徹底的なミーティングをおこなってきました。参加者の範囲は、高校生レベルから医学部レベルまでに及びます。出席者数は、二十五人程度の場合もあれば、四千人に及ぶ場合もあり、医師の参加がしだいに増えています。いまではこの問題をめぐる雰囲気も変わりつつあるようですし、将来、末期患者たちがそれほどむごく見捨てられることはないだろう、という希望をもっています。

Q　患者が数時間以内に息を引きとりそうな場合でも、集中治療室での面会時間は一時間に五分と制限され、その結果、患者がひとりぼっちで死んでいくことをどう思われますか？　これはあまりにも杓子定規な規則ではないでしょうか？

A　まったくその通りです。こんな規則は変えなくてはなりません。患者に対して医療の手が尽せなくなった場合には、すべての規則は解除され、近親者の少なくともひとりが患者に付き添うことが許されるべきです。患者が息を引き取る瞬間に部屋から追い出されるようなことがあってはなりません。それどころか、死が目前に迫っている患者は集中治療室から出してあげるべきです。

Q　ガン患者から、手術後、ガンが転移していたかどうかを尋ねられた場合、看護師はどう答えたらいいですか？　医師が患者にすべてを知らせていないことを知っている場合、看護師は自分の反応をどう隠したらいいでしょうか？

A　患者がはっきり率直に尋ねているということを医師に知らせるのが、あなたの義務だと思います。

Q　私は理学療法士です。先生は患者の関節や筋肉が拘縮するのを防ぐ、関節可動域訓練[†]の有益性をご存知でしょうか。患者が、理学療法士という新たな人間に会って話をし、付き合いを続けていくことは、患者のためになるかもしれませんし、うまくいけば患者をより快適にするかもしれません。もし関節可動域訓練の有益性をご存知でない場合は、先生がより有益だとお考えになるものはなんであり、そのわけはなんであるのかを教えてください。

†訳註　関節の可動域の維持と増大、拘縮の予防、筋力の増強などを目的にした訓練。

A　重い脳卒中を起こして体が麻痺している患者や、動きまわることが困難でますます体がこわばってきている末期患者にとって、理学療法士が定期的に来てくれ、関節可動域訓練を施し、病床に明るさをもたらし、気持ちよく快適に過ごせるよう気を配ってくれることは、大きな慰めとなるでしょう。こういう活動は、専門教育を受けたスタッフの時間を無駄遣いすることだと思われがちですが、そんなことはありません。死に直面した患者に快適さをもたらしてくれる人間的な介護は、どんなものであろうと間違いなく有益であり、けっして無駄ではありません。

Q　患者が死を受容し、その準備をし、家族や看護スタッフも同じように死を受け入れているときに、担当医が「いや、患者はきっと快復する」と言ったり、家族の要請に逆らって患者に何日も延命措置を施したりする場合、どうしたらいいでしょうか？

A　家族は、担当医が通常でない方法を用いたり、患者や家族の意向に反して患者を「生かし」続けたりすることがないようにするために、要望書にサインする責任があります。家族は、患者を退院させたり、末期患者にうまく対処できる別の医師に相談したりするなどの手を打つこともできます。看護師も、医師と家族に自分の気持ちを伝え、他の方法を提案することができます。

Q　急死の知らせを伝えなくてはならない病院牧師として、家族が死を受け入れるのを、どうしたらもっともうまく手助けできるでしょうか？

A　死を伝えた直後は、家族が死を受けいれるのを手助けすることはできません。あなたにできることは、家族のそばにいて、家族があなたの前で嘆き悲しみ、神に疑問を投げかけ、もし必要なら神や病院スタッフに対して怒りをぶつけるのを、けっして制限したりせずに許すことだけです。また家族が怒りに満ちた必ずしも穏当でない言葉を使うのを、やめさせたりしないことです。死を伝えたときだけでなく、その後の数週間から数ヵ月間、ときどき家を訪問したり電話をかけたりして、つねに家族に援助の手をさしのべていれば、家族が突然の死に徐々にではあってもしだいに向きあうのをもっともうまく手助けすることになります。突然亡くなった被害者の家族は、死に直面した患者が経験するのと同じ段階をたどらざるをえません。最初のショックと「否認」の段階を経ると、次にはたいてい激しい「怒り」の段階になります。怒りは、事故や事件を起こした加害者、救急車の運転手に向けられ、患者の命を救えなかった緊急治療室のスタッフに向けられることもあります。つづいて短い「取り引き」の期間と長い「抑鬱」の段階を経て、うまくいけば最終的な「受容」に達することができるのです。

Q　病院スタッフは、いつ聖職者や病院牧師を呼ぶべきでしょうか？

A　どの病院においても、聖職者たちは初めから治療チームに加わっていることが望ましいでしょう。たいていの患者は、聖職者がときどき訪ねてきてくれることに感謝します。その訪問は、必ずしも宗教的な儀式や祈りのためでなくてかまいません。患者が霊的な救いを必要としたとき、すでに聖職者と親しくなっているように、ただ患者と顔を合わせ、知り合いになるためだけでいいのです。聖職者や牧師に会いたくないという患者には、当然のことですが無理強いをしてはいけません。ですが患者が寂しさを感じたり、気持ちが落ちこんだりしたとき、病院牧師から祈りを捧げてもらうことを提案するのはとても適切なことであり、牧師は、患者や家族にとって、またスタッフにとって、はかりしれないほど支えになる場合があります。聖職者は、「医療の手の施しようがなくなった」ときだけでなく、患者が入院したときから関わっているべきです。

Q　カウンセラーがしなくてはならない全面的献身（たとえば、いついかなるときも呼び出しに応じなくてはならない）は、カウンセラーに期待するには負担が大きすぎると思いませんか？

A　ええ、負担が大きすぎます。いついかなるときも呼び出しに応じるというのは、誰にとっても不可能です。ですが特別な患者にはあなたの電話番号を教えて、本当に困ったときには電話をくれるようにと言うことはできます。これは「あなたがなにをしていようと、すべて投げ打って」駆けつけるという献身ではなく、あなたのできる範囲内で力になるということです。チームを組む理由のひとつも、そこにあります。チームを組めば、あなたは誰かに代わってもらって個人的生活を続けることができます。それはあなたがこのような大変な仕事をする場合、絶対必要なことです。

11　老　齢

　死はほとんどの老人にとっては歓迎すべき友人である、と考えられている場合が多い。これはほんの一部しか真実ではない。老齢は、「喜んで死ぬ」ことと同義語ではない。喜んで死を迎える老人患者の多くは、「受容」の段階にいるのではなく、どちらかといえば、生きていてももはや意味がないというあきらめの段階にいるのかもしれない。

　わが国の老人ホームは、私たちが老人たちを正しく理解できないことの悲しい表れである。わが国は、老人たちに寝るところと食事つきの住まいを与え、ときにはカラーテレビやプール、ゴルフ場やダンス施設さえ与えている。しかし老人たちから、これまでどおり人に役立つ機会や、老人しかもっていない有益な能力や技能、すなわち、老人たちが長年にわたって蓄積してきたさまざまな知恵と経験を、人に与えたり、与えようと申し出たりする機会を奪っている。生きるとは、与えかつ受け取ること、人の奉仕を受けかつ人に役立つことである。わが国の老人施設にしばしば欠けているのは、この「人に役立つ」ということである。その結果、人生はもはや生きている価値のないものとなり、年老いた男性（あるいは女性）は死を願うようになるのだ。

Q　お年寄りのなかには、死にたいと言う人がたくさんいます。そう言うのも無理はないと思いますが、私も同感ですと本当に言っていいものでしょうか？

A　もちろん言ってかまいません。あなたが正直な気持ちで接すれば、患者はもっとずっと心を開いてあなたに応えてくれます。老人たちの生活の質が本当にもはや生きるに値せず、老人たちがそれを言葉で表しているのなら、もちろん同意してもいいでしょう。しかし同時にこう付け加えなくてはなりません。「あなたの人生をもう少し耐えられるものに、もう少し意味あるものにするために、私にできることはありませんか？」ときには老人たちが、すばらしい考えを思いつくこともあるでしょう。そうした考えに応えるのに、それほど時間をとられることはないはずです。必要なのは、率直で誠実な質問と、そうした考えに応える思いやりのある人間なのです。

Q　死にたいと口にするものの、死が迫っているようではないお年寄りには、どう対応したらいいでしょうか?

A　なにがお年寄りの生活を惨めにし、無意味にしているのかを突きとめ、人間の力でできることなら、その要求を満足させるようにすべきです。

Q　先生の作った教育用映画を、医療老人ホームの患者に見せてもいいと思いますか?

A　私たちが作製した、死とその過程についての映画はすべて、医療老人ホームで上映してかまいません。ただし患者たちにその映画がどんな映画であるかを告げ、映画を見るか、自室にいるかは自由であると伝えてください。

Q　老人ホームに入っている私の家族のひとりが、あきらめではなく「受容」に達するよう手助けするには、どうしたらいいでしょうか?　家族はどのような援助をしたらいいでしょうか?

A　最善の方法は、自宅で暮らせるよう、お年寄りを連れて帰ることでしょう。老人は、一週間か二週間に一度しか家族が訪れない老人ホームでよりも、住みなれた環境でのほうが、自分の命に限りがあることをずっと受け入れやすいのです。それがとうてい無理な場合は、老人と話をして、家に連れて帰れない理由を説明すべきです。そして「老人ホームにいるにしても、あなたの人生を本当に意味あるものにするために、私になにができるでしょうか?」と、正直かつ率直に尋ねてください。

Q　全体に老衰が進んでいる以外は、これといった病気はなく、末期疾患でもないのに、死ねたらなあと言い続けている老人と、彼らが抱える死とその過程の恐怖について話し合うのは適当でしょうか?

A　老人たちが老衰する前に話し合うべきです。

Q　精神面を含めてすっかり老衰してしまった末期患者の老人と、どのように心を通わせたらいいでしょうか?

A　触れ合うこと、愛すること、そしてすぐれた看護をすることを通して、心を通わせてください。

Q　病気ではないし、死の危険が差し迫っているわけではないものの、しだいに老いていく両親が死んでしまうのではないかという恐怖に、人はどのように対処したらいいでしょうか？　これは自分がひとりぼっちになってしまうという恐怖を表しているのでしょうか？

A　それはあなたが両親を失うことを恐れている、ということだと思います。死が訪れる前の今こそ、両親のかたわらに座って死について話しあい、準備をしてください。そしてあなた方の人生においてどんなことが意味をもっていたのか、どうしたら来るべき別れをなるべくつらくないようにできるかについて、話しあってください。両親が病気になったり、脳卒中を起こして話し合うことができなくなったりする前に、それをすべきです。

Q　すっかり老衰が進み、「死ねたらいいのだが」とか「死にたい」ともらす患者に、どう声をかけたらいいでしょうか？

A　私なら、気持ちはとてもよくわかると言って隣に座り、暮らしていく上でどんなことがとくにつらいかについて話してもらいます。患者は、自分はひどく孤独で自分が生きていようといまいと誰も気にかけないと言うかもしれません。そのときは、気にかけている人がいると伝え、彼にまだ社会の重要な一員であるという気持ちを抱かせることができるように、何人かの人に訪ねてきてもらえるよう努力してみます。もしこの老人の悩みが、身体的な不快や痛みであるなら、適切な治療が施されるように取り計らいます。老人を悩ませているのが経済的な問題である場合は、ソーシャルワーカーの支援を求めることができます。もし老人の問題がただ、すでに自分は生きるだけ生きたので満足しており、これ以上長く生きたら人生が無意味なものになってしまうと感じているということなら、そのときは私も、同じ気持ちですと答えるでしょう。

Q　高齢者の世話をする仕事を始めたばかりなのですが、老人たちはこれといった病気はなくても、死への諸段階を通過しつつあるように見えます。これは正しい観察でしょうか？

A　まさに正しい観察です。老人たちが老人ホームに移されたのならとくにそうです。死に直面している場合だけでなく、喪失に向き合わなくてはならない場合にも、老人たちは同じような諸段階を経験するのです。長い間自宅で暮らしてきた老人が、老人ホームに移されると、家や家族を失ったせいで、あるいは自立して生きてきた自分でなくなるということだけのせいでも、同じ適応段階を経験することになるのです。

Q　私は死期が近づいた八十五歳の老婦人を担当しています。けれど彼女の娘さんがいつもそばに付き添っていて、私たちに患者の死が近いことを話させようとしないのです。娘さんが話すのは、自分の母親がいかに必要とされているか、母親がすべき仕事がどれほどたくさんあるかということです。先生は、私が患者だけと会うことをお勧めになりますか？

A　はい。死期が近いことを必ずしも老婦人と話す必要はありません。老婦人はあなたに旅立つことはとてもむずかしいとか、娘は私を逝かせてくれないとか、もはや娘の要求を満足させてやることができず罪の意識を感じる、などと話すことができるかもしれません。あなたは相手の話をよく聞いて臨機応変に対応し、あなたが話したいことではなく、八十五歳の婦人がなにを話したいのかを知る必要があります。また、娘さんが母親の死に向きあえるように、誰かが手助けすることも必要です。

Q　病院を退院したあと、老人ホームに入らなければならない老人たちは、死を口にすることが多くなると思いませんか？　老人たちは「楽しい家庭生活の死」について語っている、と感じることが多いのですが。

A　まさにそのとおりです。死にはさまざまな形があります。家庭や地域に戻ることを願っている入院中の患者が、家庭ではなく老人ホームに移されるとしたら、そのことばかりを口にするようになり、「これで私は死んだも同然だ」という意味のことを言うでしょう。これは「社会的な死」と呼ばれることがあります。

Q　私の質問は、院外介護部門のケアに関わることです。その患者は老齢で、耳は聞こえるのですが、話すことはできません。何年もの間にゆっくりと老化が進んで、体が弱ってきています。彼女は摂食のため口を開けることができ、週に二回浣腸をしてもらっています。どのようにしたら、彼女が楽に息を引きとれるよう、恐怖と不安を和らげてあげられるでしょうか?

A　この質問にお答えすることはできないと思います。というのは、その患者さんが自分の恐怖と不安をどう表現しているのかわからないからです。彼女は充分な介護を受けてとても満足し、あなたもできるだけのことをしてあげているのかもしれません。もし彼女が顔の表情で、なんらかの恐怖や不安を表現していたら、彼女のそばに座り、手を取って、なにをこわがっているのか話しあってください。彼女がイエスと思う場合は、あなたの手を握りしめるという合図を教え、ノーの場合は別の合図を決めます。そうすれば体が弱り、話すことができないようであっても、あなたと意味のある対話をすることができるかもしれません。

Q　すっかり老衰してしまった老人と、死についてどう話し合うべきか、お話しくださいますか。

A　老衰して精神活動が不活発になってしまった老人と、意味のある対話をすることはとても困難です。そうした患者のために、あなたにできるいちばん大切なことは、身体的にも、感情的にも、精神的にも行き届いた介護をすることだと思います。また老人たちが、あなたが誰なのか認知できないときは、そのつどもう一度わからせてあげることです。* 患者が老衰している場合、死の概念ややり残した仕事について話すのは遅すぎます。

＊原註　例「さあ、シスター・メアリがまた来ましたよ。今日はすばらしい九月の朝ですね。日曜日のおいしい朝食を食べましょうね」

Q　老齢の患者が、自分は年をとり死の準備ができていると言って手術を拒否したために、無能力者と判断され、自殺願望があるとみなされるケースを何件も見てきました。こうした状況での患者の権利をどうお考えになりますか？　また、そうした判定をした精神科医の判断の根拠についてお話しいただけますか？

A　患者がとても高齢で、死の準備ができていて、これ以上の手術を受けたくないという場合は、私なら患者の結論を受け入れてもいいように思います。もし彼がひどい抑鬱状態にあるなら、その抑鬱状態を治療し、その上でもう一度尋ねてみることが、精神科医としてのわたしの務めだと考えます。そしてそれでも彼が手術を拒否する場合は、当然ながら彼はその権利をもっています。彼の人生であり、彼の身体なのですから。

Q　老人病棟で、死とその過程について話し合うことはできますか？　患者たちは、「わたしはもう充分長生きをした」とよく言います。こうした言葉にどう返答したらいいでしょうか？

A　私ならこう言います。「そうですね、充分長く生きたかもしれませんね。でも、まだこの世に生きているのですから、最後まで人間らしく生きられるよう、もっと生きがいのある人生を送れるようにするため、なにか私たちにできることはありませんか？」

Q　老人ホームの住人たちが、家庭らしいいろいろなものを失って寂しく思っているなかで、それに耐えていけるように手助けするには、どうしたらいいでしょうか？

A　老人ホームをできるだけ家庭らしくするように努力してください。それは子どもたちを仲間に入れるということです。子どもたちには、訪ねてきてもらうだけでなく、少なくとも昼間は（敷地内にある保育所で）いっしょに生活できるようにするといいでしょう。そうすれば老人たちは、子どもたちの世話をすることができます。お年寄りには、庭でささやかに植物を育てたり、木工細工をしたり、そのほか家にいるときに生活を意味あるものにしていたいろいろなことをしてもらうといいでしょう。

Q　老人ホームにいるお年寄りに、敷地内にある保育所以外でも必要とされていると思ってもらうには、ほかにどんな方法があるでしょうか？

A　お年寄りたちを学校に連れていって、授業やセミナーに参加してもらい、たとえば、自分の家庭のことや故国での若い頃の人生経験について話してもらうことができたらいいと考えています。お年寄りにどんな趣味や関心をもっているのか、尋ねてもいいでしょう。お年寄りは少年たちに木工細工を教え、父親や祖父のいない少年たちの父親や祖父代わりになれるでしょう。老人ホームには、多くの無形財産とたくさんの知恵が埋もれていますが、埋もれたままで、利用されたことはありません。もしあなたが少し努力をして、こうしたお年寄りたちがどんな力や才能や無形の財産をもっているのかを見出したら、多くの場所でそうした財産が活用されることになるでしょう。そしてそのことでお年寄りたちは、自分が望まれ、必要とされ、愛され、まだなんらかの役に立っているのだと、感じることができるのです。

Q　老人のあきらめについて話してくださいますか。あきらめを感じている、老人ホームの老人たちと、どう関わったらいいでしょうか？

A　人間は年老いて、必要とされていないと感じ、もはや自分がまったく役に立たないと思うと、たいていはあきらめの段階に入ります。もはや人生に意味はなく、目的もないようなので、老人はそれ以上生きることを望まなくなります。あなたは巡回牧師として、老人たちと人生の意味について話したらどうでしょうか。必ずしも神学上の観点から人生の意味について話す必要はありません。ただ、老人たちの若い頃には、何が人生において意味をもっていたのかを探り出してください。そうした若い頃の人生の意味のどれかが、老年になってもふたたび意味をもつことがわかれば、あなたは老人をあきらめの境地から、より幸せな「受容」へ進むのを手伝うことになるのです。

Q　老衰患者や病気の子どもたちを看護しなければならないとき、抵抗したり避けたりする人がいるのですが、どのように対処したらいいでしょうか？

A　そうした人たちは心に問題を抱えているのです。ですから病気の子どもたちを相手にしたり、老人ホームで働いたりするのではなく、ほかの仕事についたほうがいいかもしれません。事務の仕事か、つらい境遇の人たちと関わらない仕事のほうがいいでしょう。もしあなたに、抵抗したり避けたりする人たちと関わる時間と関心があるなら、そうした抵抗がどこから来たのかを突きとめることができるでしょう。彼らは、心的外傷を引き起こすようななんらかの人生経験をしたために、そうした患者には怖くて近づけないのかもしれません。

Q　人生の長さと質は、人間的な欲求である安心感や自負心や自尊心などの満足と、直接に関係があるように思えます。この見地から、六十五歳定年制について、先生の考えをお聞きしたいと思います。この制度は、身体と精神の健康の悪化に、直接に関わっているとは言えないでしょうか？

A　六十五歳よりずっと上の人で、これまでどおりの暮らし方と仕事を続けられればもっとずっと元気に暮らせるだろう、と思われる人は無数にいます。純粋に患者の欲求という観点から考えるなら、私は一般的には定年制に賛成はしません。けれども、家族を養わなければならないのに、なかなか仕事を見つけることができない若い人たちがたくさんいるのですから、定年退職という制度がなかったら、いろいろ問題が起きてしまうでしょう。今後の傾向として、定年退職の年齢は上がるよりは一層下がるだろうと私は考えています。わが国の三十代、四十代の若い人たちには、退職がもはや身体的、精神的な健康の悪化につながることがないよう、有意義な退職後の人生に向けて準備するよう教えることができると思います。精神的にも身体的にも経済的にも自立できるように、幅広い関心と趣味をもち、充分な精神的能力を培って人生の準備をしていくなら、退職が急速な心身の衰えの始まりになるはずはないと思います。どの人も自分の仕事や収入とは関わりのない趣味や関心を深めていくべきです。そうすれば、退職後も楽しくそれを続けていくことができるでしょう。

Q　老衰してしまった老人への、生活の質を考えての、至れり尽くせりの介護というものをどう思いますか？　看護師たちは、こうした老人たちが生き続けていくことをとても誇りに思っているのです！

A　誇りに思うべきです。けれども私は、至れり尽くせりの介護をする老人ホームというものをほとんど見たことがありません。いわゆる呆け老人であっても、尊厳を保ち、心のこもった優しいケアを受ける権利があります。

Q　慢性病患者や老人は、老人ホーム、病院、家庭的な保護施設のうち、どれを選んだらいいでしょうか？　この三つのなかで、先生がいちばん望ましいと思われるのは、どれですか？

A　患者の家族が自宅でこうした患者の世話ができるなら、それがいちばん望ましいと思います。もし家族が両親や祖父母をもはや世話することができないなら、家族的な環境を提供する家庭的な保護施設か小規模な老人ホームが、いちばんいいでしょう。

Q　八十六歳の祖母が「死にたい」とか「橋から飛びおりたい」と言うのです。先生ならどうお答えになりますか？　祖母は老人ホームで身体を拘束されているのです。

A　もし私が八十六歳で、老人ホームで身体を拘束されていたら、エネルギーがあれば同じように橋から飛びおりたくなるでしょう。これまで誰か、おばあさんの拘束をはずし、車椅子に乗せ、庭の散歩に連れていこうとしたことがありますか？　こうしたささやかな世話をすることで、老人たちの生活を、楽しいとまでは言えなくても、せめて少しは耐えやすいものにしてあげることができるのです。

Q　年老いた親が中年のわが子の死を受け入れるようにするには、どのような援助をすればいいでしょうか？

A　どんな親でも、子どもを亡くしたら計り知れない喪失感を味わいますし、子どもを失ったことに向き合うのに、何年もかかることがあります。子どもが五歳であろうと五十歳であろうと、親の悲しみに変わりはありません。親にとっては、子どもはいつまでも子どもなのです。あなたはそうした親を訪問し続け、親に子どもの死について語らせ、亡くなった子どもの写真を見せてもらうようにしてください。そしてその上で、どのような手助けがいちばんいいかを見つけだしてください。どう手助けすればいいかは、親によって違うのですから。

Q　死の床にある人びとと関わってこられたご経験から、老齢の人や老齢にさしかかっている人のケアに関して、どのような考えをおもちでしょうか？　集団的あるいは共同的な生活がいい解決策なのでしょうか？　年金受給者が共同生活をするというのが、考えられうる最善の策でしょうか？

A　老人だけの共同生活やシニアセンターに、私は賛成できません。私には大がかりな老人隔離に思えますし、そもそも人生とはそういうものではありません。まわりにさまざまな世代、とりわけ子どもたちのいるほうが、老人はずっとうまく暮らすことができると思います。子どもが大嫌いな老人は必ずいるものですが、そういう老人は若いときから子どもが嫌いだったのです。そうした人たちは、子どもが立ち入れないところに行くこともできます。しかしほとんどの普通の老人にとっては、子どもの笑い声を聞いたり、子どもが学校から帰ってくる姿を見たり、子どもが公園で遊んだり、ぶらんこをこいだりするのを見るのは、気晴らしであり、楽しい思い出となるのです。話しかける相手がそばにいることにもなります。子どもというのは、老人の話を聞くのが好きなのですから。

Q　八十二歳の人に、死期が近づいているかどうかと尋ねられました。どう返答したらいいでしょうか？　その老人は自宅にいて、かかりつけの医師は町を離れています。老人は衰弱し疲れているように見えますが、危篤の徴候は示していません。

A　私は、彼に自分の死期が近づいているという気持ちを語らせます。彼の思っているとおりかもしれないからです。臨終を迎えるのは、病気になったときとは限りません。八十二歳の人間なら、たいていは死期が近づいていることがわかります。このことで私はエスキモーの老人たちをよく思いだします。老人たちは、ある晩、夕食のテーブルから立ちあがり、家族一人ひとりを眺めわたし、それからゆっくりと立ち去って、その夜には死ぬのです。人間は、とくに老人の場合は、自分の死期が近づくとわかるものであり、その予知はたいていい正しいものです。

Q　老人ホームにいる非常な高齢者で、家族に見捨てられたと感じている人にインタビューしたことがありますか？

A　私は老人ホームにいる数え切れないほど多くの人と話をしました。比較的若い高齢者と非常な高齢者の多くは家族に見捨てられた人たちであり、とても惨めで寂しい思いをしています。今でも誰かに気にかけられているという気持ちを少しでももってもらおうと、私たちが訪問を心がけているのは、ほかでもないこうした老人たちです。

Q「生きるには年をとりすぎたら、私は猟銃をもって森のなかに入っていく」という言葉を、先生ならどのように聞いたり、解釈したりしますか?

A　この言葉にたいした解釈はいらないと思います。この人が言っているのは、人の足手まといになり、結局は家族に捨てられて老人ホームに入り、無意味な存在になってしまうほど、年をとりたくないということです。そうした人たちは、「自分の行く末は、自分で決める」ことができたらいいと思っているのです。

12　ユーモア、恐怖、信仰、希望に関する質問

Q　死の床にある患者がユーモアを示すことにお気づきと思いますが、そのユーモアについてお話しいただけませんか？　私がいっているのは皮肉なユーモアではなく、生命と生きることへの健全な意欲を反映しているようなユーモアのことです。私自身は、ユーモアのセンスがあることは健全な徴候であり、何かを教えてくれるいい方法だと思っています。

A　私も自分が担当している末期患者のユーモアをとても楽しんでいます。患者たちの何人かとは、いっしょに心の底から笑うことができます。患者たちはやり残した仕事が片付いたとたん、並はずれたユーモアのセンスを発揮します。もしあなたが憂鬱な暗い顔で病室に入っていったりしなければ、いつのまにか、死の床にある患者といっしょに笑っていることでしょう。これまでの人生でユーモアの優れたセンスを示してきた人は、

死の床にあっても持前のユーモアのセンスを失わないものです。

Q　二ヵ月前、私の夫は肺の手術を受ける予定でした。ところが夫が急にこわがりだしたので、私は手術三十分前の午前七時三十分に看護師長に頼みました。「万一夫が死にかけて手の打ちようがなくなった場合、数分でいいですから私を手術室のなかに入れてくれませんか?」。看護師長はだめだと答えました。午前七時三十五分、医師たちは夫が肝炎にかかっていることを発見し、もし手術をしたらそのまま手術台の上で死ぬだろうとわかって、手術は中止になりました。私の直感は正しかったのです。今、夫は病院に戻ることをこわがり、家族はどうすべきか悩んでいます。どうしたらいいでしょうか?

A　かかりつけの医師か病院の治療チームのうち、あなたがもっとも信頼し、もっとも話しやすい医師に、この問題を相談し、今後のとるべき方法を教えてもらってください。その後、その医師からあなたのご主人に話してもらうのがいいでしょうが、それらの方法に賛成するか反対するかを最終的に決めるのは、ご主人です。

Q　先生は、「わたしたちが無意識のうちに、自分にかぎって死ぬことは絶対ありえないと思っているというのは、基本的認識である。わたしたちの無意識が、自分の生命がこの世で本当に終わるところを想像することはありえない」とおっしゃっています。母なる自然は生物に、その欲求に従って必要なものを授けるようです。人間の潜在意識のなかに死という概念がないのは、ひょっとすると魂の死というようなものがないからではないでしょうか？　人間の作り出した科学から判断して、これは死後の生に関する宗教的な真理の現実性を示している可能性があるとはいえないでしょうか？

A　霊魂や精神は生き続ける。私はそう信じていますし、私たち人間が自分自身の死をこれほど考えにくいのはそのためだと思います。

Q　人間に死を受け入れるよう覚悟させたりすると、(医学的にいって) 死の可能性があるというよりは、死が確実に訪れるという状態にしてしまうのではないでしょうか？もし患者が懸命に闘病することができたら、快復することもあります。奇跡は必ず起きるのです。

A その通りです、奇跡は必ず起きます。しかし、人がいつまでも死なずにいられるという奇跡は見たことがありません。すべての人間は死ななくてはならないのです。自分自身の死の現実を早く受け入れれば入れるほど、それだけ早く本当の生を始めることができます。死の恐怖を克服し、自分自身の有限性に向き合うことができた患者の多くは、次には自分の内面的なエネルギーと精神力のすべてを、快復と退院のための闘いに振り向けることができました。

Q 患者たちは、死を制御できず理解できないために、死を壊滅的な破局だと考えている、とお感じになることはありませんか？

A 制御できず理解できないことは最大の恐怖である、と考える人もいるでしょう。しかし無意識のなかに抑圧されている、死に対する本当の恐怖は、死を壊滅的な破壊力だと考えているところから来るのであり、人間自身の潜在的な破壊性と、結局は関わりをもたざるをえないのです。私たちが自分自身の破壊性と真剣に向き合うことができるなら、自分自身の死の恐怖を克服することができると信じています。

Q　聴衆の前で末期患者へのインタビューがおこなわれた後、一人の看護師が次のような問題を提起しました。「私にとって、死はとても個人的で直接的な体験です。親友を四人も亡くしているからです。このインタビューは少し人間性に欠けていないでしょうか？　私にはこのインタビューは、たとえ学問的な経験ではあっても、動物園で患者が死んでいくのを眺めているようなものだという気がしてならないのです」。先生はこれをどうお考えになりますか？

A　聴衆の前でインタビューするとき、私もその看護師と同じように、複雑な心境になります。しかし私はこんなふうに考えます――もしこうしたインタビューからなんの恩恵も得られないと思っているのだとしたら、患者はインタビューに自発的に応じたりはしないだろう、と。すべての患者はみずからの意志でインタビューを受けるのです。患者の多くは、好意的な反応を示します。私は、末期患者がこうした対話に感謝している理由の一つは、自分が足手まといであり、無用であり、「なんの役にも立たない」と感じている人生に、終止符が打たれるからだと思います。患者たちに手助けしてもらえないだろうかと頼むと、患者たちは多くの場合、この数週間あるいは数ヵ月間で初めて、何かに貢献できると感じるのです。たとえそれが死の過程の神秘を解明し、私たちが他の患者をよりうまく援助するのを手助けするということにすぎないとしても。こうした理由のために、私は今でもインタビューを続けています。インタビューが、人間性に欠けているとはまったく思いません。こうしたインタビューがどれほど親密なものであり、どれほど思いやりと愛情に満ちたものになっているかに気づいたなら、「人間性に欠けている」などというレッテルを貼ったりはしないだろうと思います。

Q 「もし神が私たちを愛しているなら、私たちをこれほど苦しませることはないだろう」と言う人に対して、どのようにお答えになりますか?

A 私はその意見に賛成しません。ただし、神についての私なりの信条や、苦しみの意味について患者と話すことに抵抗はありませんが、私自身の価値観や考え方、信仰を患者に押し付けないようにしています。

Q 末期患者の具体的な希望を応援してやるべきだと、先生はおっしゃいましたね。そうした希望の根拠となるものが非現実的に思える場合でも、その考えはやはり当てはまるのでしょうか?

A　あと数ヵ月しか生きられないであろう末期患者が、もっと何年も生きたいという希望を語るとき、これは現在の気持ちの非常に赤裸々な表現です。私はためらわずに「そうなったら、すばらしいでしょうね」と答えます。このように言うことで、私はその患者の希望をよく理解しているということを伝えると同時に、ひょっとすると叶わない夢かもしれないということをも伝えているのです。末期患者の希望に心の底から共鳴したら、私たちもその希望をもちます。死期の近い若い母親が、「ここの研究所にはぜひがんばって新薬を開発してほしいわ。その奇跡の薬を飲んで、私の病気が治るように」と言う場合、私はそんなことが現実に起きる可能性は非常に少ないということを知っていますが、その希望を彼女と分かち合うことになんの躊躇も感じません。私もまた新しい薬が彼女に効いて、彼女が子どもたちの待つわが家に帰れることを願っているからです。

Q　患者の立場からの希望は、医療チームが理解している希望とは異なるかもしれません。患者の立場からの希望にはどんな特徴があるのでしょうか。

A　患者の立場からの希望は、基本的に二つのタイプがあり、その二つは区別されるべきです。不治の病の初期には、希望はほぼ例外なく、治癒、治療、延命に関するものです。それは患者だけでなく、家族やスタッフにとっても同じです。この三つの希望が実現する見込みが薄くなったとき——例外というものはつねにあるのですから、「実現不可能」という言葉は使いません——末期患者の希望は変化し、もはや治癒、治療、延命に関するものではなくなります。希望はより短期的なものに、あるいは死後の生や後に残していく人たちに関するものになります。たとえば、死期が近づいた若い母親は、死の直前に「子どもたちがうまく生きていけることを願っています」と述べて、自分の希望を変えました。信仰の篤い別の女性は、私に「神様が私を天国の庭に受け入れてくださるといいのですが」と言いました。こんなときは患者の言葉に耳を傾け、患者の希望を支持し、私たち自身の希望を強く押し出さないことが非常に重要です。そうでなければ、患者の力になっているとは言えないのです。

Q　患者が「怒り」の段階をまったく経験していないらしく、「なぜ私なのだ?」という問いを発しないとき、患者はどういう心理状態なのでしょうか?　信仰がそうさせるのでしょうか?

A　そうです、深い信仰をもった患者の場合、なぜ自分にこんなことが起きているのかと尋ねないことがあります。その患者が、病気が末期になる以前に、真の「受容」の段階に達している場合、「怒り」の段階はかならずしも通過しません。

Q　死に直面している患者に、「これは主のおぼしめしなのかもしれません」と言うことについて、どうお考えになりますか？

A　わたしはそのように言うことは好みません。そのような言葉は、「安易な逃げ道」として用いられることが多く、あまり患者の役に立ちませんし、かえって聖職者と神に対する怒りを増すだけの結果になることが多いのです。

Q　不死という観念をもっていない人は、死への諸段階を通過していくのが、より大変なのではないでしょうか？

A　必ずしもそうではありません。その人の宗教的信条に不死を信じることが含まれているかどうかは、重要ではありません。重要なのは、その人がどんな国籍か職業かにかかわらず、またどんな宗教的信条をもっているかにかかわらず、嘘偽りのないまことの人間であるということです。なんらかの形の不死を信じない人はほとんどいません。ある人びとにとって、それは死後に残していく仕事の業績や作品です。自分の子どもたちのなかに生き続ける人もいますし、よみがえりや死後の現実的な生を信じる人もいます。

Q　無神論者と関わったことがありますか？　無神論の人はどのように死を受け入れましたか？

A　正真正銘の無神論の人とは、四人しか関わったことがありませんが、彼らは信心深い人となんら変わりなく、驚くほど安らかな「受容」のうちに死んでいきました。

Q　信仰をもたない、あるいは信仰をもつつもりはないと言う末期患者とどのように関わればいいですか？　どのように慰めや意義を与えたらいいでしょうか？

A　死を待つ患者に慰めを与える方法はいろいろあります。患者の信仰に頼るべきではありません。慰めとは、あなたが患者のそばにいてあげることであり、痛みを除去し、背中をさすって、身体的に楽にしてあげることなのです。また、患者が自力で動けない場合は、あちこち連れていってあげることであり、手を握ってあげることであり、患者の要求に耳を傾けてあげることなのです。こうすれば、患者が信仰をもっていようがいまいが、患者を支えることができます。真の愛と誠実は、言葉よりも行為によるほうがうまく伝えられることが多いのです。

Q　研究は価値ある経験ではありますが、経験そのものにはおよびません。医療や介護に携わる人たちは、どうすれば真実を理解することができるのですか？

A　なにが真実であるかを本当にわかっている人はいません。私たちはせいぜい真実に近づくことができるだけです。死の床にある患者と一体感をもち、真実を垣間見ることができるような気がしても、その意味のすべてを本当にわかったわけではないと思います。目をそらして、そうした問題や末期患者を避けてしまうよりは、問いかけ、答を得る努力をするほうが前向きです。

Q　「受容」の段階にいる患者からは、どんな希望が表明されていますか？

A　「受容」の段階にいる患者の希望は、たいていはあとに残される家族に関するものですが、そのほかに、自分がこの世に多少とも痕跡を残せたのならいいのだがという期待、自分の子どもを、自立できるような独立心ある子どもに育て上げたのならいいのだがという望み、神が自分を天国の庭に受け入れてくださるといいのだがという希望もあります。多くの患者は、自分たちの最後の希望を「尊厳を保ち続けていたい」とか「神がこの苦しみを早く和らげてくださいますように」という願いと結びつけています。患者の希望を支持し、あなた自身の希望を押しつけないことが重要です。あなた自身の希望は、治癒、治療、延命と結びついている傾向がとても強いからです。

Q　日曜日に、帰国した宣教師と話しているとき、私が「死とその過程についてのセミナー」に出席するつもりだと言うと、彼女は、先生が「キリスト教徒」であるかどうかをすぐに尋ね、つづいてあれこれ自説を展開し、重要なのは、患者が「覚悟ができている」ことと「主」を知っているかどうかを知ることだけだと言いました。彼女の信仰の内容はわかっていますが、私には、誰かが各病室に駆け込み、患者たちに「死ぬ覚悟ができているか」どうかと尋ねるイメージしか頭に浮かばないのです。こうした深い信仰をもった人に、死ぬ過程には今述べた面のほかにいろいろな面があることを、彼らの強い思い込みを打ち破ってわからせるには、どうしたらいいでしょうか？

A　私はそうした人びとが真の意味で信仰深いとは考えません。なぜなら、本当に立派なキリスト教徒であるなら、どの人間をも「汝の隣人」として受け入れるはずだし、キリスト教徒であるか否かによって人の善し悪しを判断したりはしないと思うからです。

Q　先生のご経験では、強い信仰をもった人たちは、ほかの人たちよりたやすく死を受け入れますか？

A　はい、その人たちが嘘偽りのないまことの人間であり、自分の信仰を精神の一部にしているなら、そうです。

Q　神を深く信ずること――キリスト教徒であろうとなかろうと――は、死と向き合うことに役立つと思いますか？　信仰が医療に取って代わるとき、その信仰が信者にとっては有害となる場合がありませんか？

A　クリスチャン・サイエンスの信者のことを言っておられるのだと思います。患者たちが、信仰だけが自分たちの体を健康にできると信じ、その結果、医療の助けを求めて来たときにはすでに手遅れになっているケースを、私は数多く見てきました。そうした患者にとって、この種の信仰は有害になっています。医療と信仰は力を合わせなければなりませんが、一方が他方を排除してはならないとかたく信じています。

Q　死期が迫った患者と接する仕事をしてこられたなかで、キリスト教徒の末期患者とキリスト教徒ではない末期患者では、死の受け入れ方に違いがあると気づいたことはありますか？

A　私はキリスト教徒ではない患者よりも、キリスト教徒の患者のほうにずっと多く関わってきました。違いをもたらす重要な要素は、「何を」信じるかではなく、「いかに」誠実に心の底から信じるかです。霊魂の生まれ変わりを信じている人や、東洋の文化や宗教のなかで育った人は、たとえ若くても、しばしば驚くほどの安らかさと穏やかさで死を受け入れてきました。これに対してキリスト教患者の多くは、なかなか死を受け入れられませんでした。少数の真に敬虔なキリスト教徒だけが、安らかにそして穏やかに、死を受け入れてきたのです。ですが私たちのカウンセリングを必要とするのは、たいていは問題のある患者なので、カウンセリングで、そうした穏やかに死を受け入れる患者に会うことはめったにありません。私たちが調査した患者の約九十五パーセントは多少なりとも信仰をもっていますが、誠実な心の底からの信仰心ではないといえます。そのため患者たちは、死後の罰や、真の信仰をもたなかったことへの後悔と罪悪感といった、さらなる不安を感じているのです。

Q　先生のご経験では、死を意味あるものとし、死を「容易」に——「容易」などという言葉を使うのをお許しください——耐えさせてくれるものとしての、神への深い献身をどのようにお考えになりますか？

A　神に深く献身している、本当の意味で信仰の篤い人は、死と平静に向きあうことがずっと容易でした。ただ、そういう人たちは問題を抱えておらず、私たちの助けを必要としていないので、私たちが会うことはあまりありません。

Q　自分の宗教を強く信じている人（たとえばカトリック信者は天国でのすばらしい生を信じています）も、死の過程の同じ段階を経験するのですか？

A　そうです。信仰の篤い人も、死の過程の同じ段階を経験しますが、他の人よりも速く、それほど混乱なく通過していきます。

Q　患者とその家族が死に向き合うにあたって、祈りはどのような助けになると思われますか？

A　患者や家族が求めているなら、祈りは助けになると思います。求めているかどうかがわからないかぎり、病室に末期患者を訪ねていっしょに祈ることをしてはいけません。祈りを必要としているかどうかを、まず尋ねてください。患者が必要としていると言ったら、祈ってもいいですが、その場合でも、祈禱書を使ってはいけません。用意された祈禱書を読みあげるより、あなた自身の心と魂の声を聞き、あなたの心に自然に湧きあがることを語りかけてください。思いやりのある人間の口から述べられる、心の底からの誠実な祈りは、大量の鎮静剤よりもずっとすばらしい効き目があります。

13　個人的な質問

私の教え子のなかには、「望みのない患者たち」の介護に、どうしてそんなに多くの時間を費やすことができるのか、長期間こうした「悲しい仕事」をする気力や確信をどこから得るのか、と質問する人がたくさんいる。こうした質問に多少なりとも答えることは、私たちの力がどこから来るのか、患者に深く関わりすぎて私たち自身の幸せを損なってしまうという問題にどのように対処するのかを、理解するのに役立つかもしれない。

強調しておかなくてはならないのは、私は末期以外の患者の診察や世話もしているし、私には世話をしなくてはならない家と家族と庭があるということである。どんな人間も一週間に五日、あるいは一日に九時間、末期患者とだけ関わるべきではないと私は信じている。末期患者と関わる仕事は非常に疲れ、精神的にへとへとになる。疲労困憊して自分を献身的に捧げることができなくなってしまう前に、私たち一人ひとりが、「充電し、英気を養う」ための自分なりの方法を見つけなくてはならない。

Q　死の過程の分野でこれほど全力で仕事をなさりながら、どのようにご自身の精神的なバランスを保っておられるのですか？　どうしたら、打ちひしがれたり、意気消沈したりせずにいられるのですか？　このことは私にとって本当に疑問です。患者に共感しながら、患者と自分を同一視しすぎたり、打ちのめされたりしないためにはどうしたらいいのか、といった点についても、お話しくださるとありがたく思います。

A　死の床にいる患者と関わることに、私は深い満足感を覚えています。悲しいことは何度もありますが、気が滅入ることはありません。ぜひ言っておかなくてはならないのは、私は一日中この仕事だけをしているわけではないということです。他の、末期ではない患者たちも診察しますし、そのなかには精神科の患者もそうでない患者もいます。快復しかけている患者や、生きる見込みのある患者たちも診ます。白血病の子どもたちの家族と関わるなかでは、子どもの病状が寛解して、子どもが幼稚園に入園し、小学校に入れる場合が多くあります。本人も期待していなかったのに、晴れて高校を卒業することができる子どもたちの喜びも、私は経験するのです。若いお嬢さんが恋愛もできるようになって、思う存分充実した日々を過ごしているのを見ることもできます。死に直面した子どもたちの家族とは、最悪のつらい時期を分かち合うだけでなく、幸福で華やかな場面も分かち合うことができるのです。私は末期患者と関わるときは、患者の家族と有意義な関係を築き上げます。夫や妻を亡くした人たちの多くは、患者の死後数ヵ月たっても数年たっても、私に連絡をよこし、子どもの結婚式の予定のことや堅信式について話してくれます。このようにして私は、家族の死だけでなく、家族の生のあらゆる場面に参加できるのです。精神的な安定は、いうまでもなく私自身の幸せな家庭からも生まれます。思いやりのある夫と二人の健康な子どもに囲まれ、主婦として働く家庭と、土いじりのできる庭のあることが、精神的なバランスを保ってくれるのです。また、定期的に取っている休暇のおかげもあります。毎年数週間の休暇には、スイスやアラスカの山に登り、その間は自分の仕事や患者たちのことを忘れることができるのです。

Q　先生がご自分の考えをもつようになったきっかけは宗教ですか？　それとも独自の哲学ですか？

A　宗教をきっかけとしてこの仕事を始めたのではないと思います。末期患者たちの研究を始めた頃、私は信仰心の篤い人間とはまったく思われていませんでした。しかし何年も末期患者と関わってくるなかで、これまでにないほどの深い信仰をもつようになりました。こうした経験は私の人生哲学にもなっていて、それはまちがいなく死の床にある私の患者たちから学んだものです。

Q　ご自身の死を受け入れることは、先生にとってどういう意味をもっていますか？

A　最期のときが来たら、いつでも死を迎える用意があるということを意味します。つまり、少なくともその日その日を、人生最後の日であるかのように真剣に生きようと努力し、そして言うまでもないことですが、今日のような日がこれからもずっと迎えられることを願うということです。

Q　患者の実際の死の瞬間には何度立ち会われましたか？　そのとき先生は何を言い、何をしたのですか？

A　私は患者の実際の死の瞬間にはあまり立ち会っていません。私が担当するのは、たいていは死を迎える前の患者です。私は、患者が人間としてあらゆる面でできるだけの世話を受けられるように気を配っています。患者の死の瞬間に立ち会うことを許されたとき、私はひとことも話さなかったと思います。ただ患者のそばに座って手を握るだけです。またもしその場に患者の家族がいるなら、家族の手を、死にゆく患者の手よりも強く握ってあげなくてはならないでしょう。

Q　先生は死に関して幅広く研究なさっていますが、死後に何が起きるかについて、個人的にどうお考えですか？

A　末期患者に関する研究を始める前は、死後の生を信じていませんでした。今は死後の生を心の底から信じています。

Q　患者の必要に応じて最適の時期に患者たちに会い、なおかつ家族のための時間をもつことができるようにするには、どのように生活を管理すればいいのでしょう？

A　担当する患者の数を多すぎないようにしないと、やっていけません。もし死に瀕している末期患者をいちどきに十人以上抱えていたら、患者が私を必要としたとき、いっしょにいてあげることは不可能です。だからこそ患者の求めに応じて駆けつけることができるような、末期ケアを専門とするきちんとしたチームを組む必要があるのです。私だって時には帰宅する必要があります。家族のために食事の準備をし、子どもたちを学校に送り迎えしたり、娘をガールスカウトに連れていったり、息子を別の行事で学校に送っていったりする必要があるのです。家族は私を必要としていて、家族の要求は優先させなければなりません。しかし私がどうしても患者のところへ行けないときは、患者たちに対応してくれる、看護師や病院牧師、ソーシャルワーカー、医師たちがいます。昼夜を問わず、私にはいつも連絡がとれるようにしてあります。私の患者たちにも自宅の電話番号を教えてありますので、電話が頻繁に鳴って、家族にはかなり大変なこともありました。しかし家族はそれを生活の一部として受け入れてくれるようになりましたし、そうすることで私の仕事に貢献してくれているのかもしれません。

Q　多くの患者が次から次へと亡くなっていくことに、ご自身の心のなかではどのように対処しているのですか？

Ａ　私は死に瀕した患者たちとともに、心に残るすばらしい経験や、ときにはユニークな経験を数多くしてきました。ともに諸段階を通りぬけ、ともに「受容」の段階に達しました。患者が亡くなると、私はしばしば心が安らかになります。患者が苦しみから解放され、安らかな眠りについたからです。こうして私は患者が生きている間にできるだけのことをしてあげられたと感じるのです。次に、私は自分の思いを断ち切ることができなくてはなりません。つまり亡くなった患者との人間関係から自分自身を切り離し、自分のエネルギーが他の患者に向けられるようにしなければならないのです。そうした心の作業におけるポイントは、いかにして患者に関わらないかではなく、いかにして深く関わり、そして「気持ちを切り替える」ことができるかということだと思います。私は患者が亡くなると悲しみを覚えますが、気が滅入ってしまうことはありません。

Ｑ　ご自分の死についてはどのように感じるか、ご自分の死はどういう意味をもつか、話してくださいますか？

Ａ　安らぎです！

Q 「受容」の段階に達して毎日をあるがままに生きるということが、先生ご自身の個人的な生き方の一部になり、ご家族の生き方の一部になるのには、どれくらいの月日がかかりましたか？

A これには何年もかかったように思います。私はスイスで育ちましたが、スイスはアメリカよりもずっと死を否定しない社会なので、私は少し考えが進んでいたかもしれません。末期患者と接しているうちに、自分自身の死の恐怖がしだいになくなっていき、知らず知らずのうちに、「受容」という最終段階にいる末期患者の気持ちに非常に近づいていきます。正確にいつこうした気持ちになったのかはよくわからないのですが、そうなるのには末期患者と接した長い年月が必要だったことは確かです。

Q 死期が迫った患者といっしょにいるとき、泣きたい気持ちになったら、患者といっしょに泣きますか。そうでないなら、どうしますか？

A 私は死の迫った多く患者とともに、たくさんの涙を流しました。そのことを恥ずかしいと思っていませんし、「医師としてふさわしくないこと」だとも感じていません。

Q　臨死患者と接するこのお仕事は、先生にどのような影響を与えていますか？

A　私の人生を、今までよりはるかに有意義に、はるかに豊かにしてくれています。

Q　末期患者との関係において、もし感情面で自分を守るとするなら、どのように守るのですか？

A　私は感情面でも末期患者と思い切って深く関わります。ですから自分の感情を隠すためにエネルギーの半分も使うという、面倒なことに陥らずに済んでいます。

Q　これまで死に関していろいろ研究し、多くの経験をされてきたことと思いますが、自分自身の死を受け入れてもかまわないと断言できますか？

A　はい。

Q　親しくなった患者の死には、感情の上でどのように対処するのですか？

A　これが最後のさようならだと知ったうえで、患者にさようならと言います。鉄道の駅や空港で、遠くに旅立っていく人を見送るとき、どのくらい別れることになるのか、はたして再会できるのかどうかがわからなくても、さようならと言えるのと同じです。

Q　私は自分が致命的な病気であることを初めて知ったとき、自分の将来が奪いとられたと実感しました。先生も同じ気持ちになりますか？

A　致命的な病気であることを初めて知った私の患者のほとんどは、かならず苦悩し、苦悶し、病気によって将来を奪われたと感じたと思います。これはごく通常の反応で、たいていそう長くは続きません。まもなく患者たちは、自分たちにはあまり将来が残されていないのだから、今この世で生きていることに気持ちを集中させ、毎日をより意識的に、よく深く、より真剣に、より充実して生きようとし始めます。数年前なら、私も患者と同じように反応したでしょう。

Q　先生は心の奥底で、ご自分は不死だと信じていますか？

A　私たちの肉体は滅びますが、精神や魂は不死だと信じています。

Q　先生のプログラムは、どのような資金でまかなわれているのですか？　死と死の過程をめぐる奉仕活動は患者には無料で行われるべきだと、これからも提唱なさるおつもりですか？

A　私のプログラムはどこからも資金援助を受けていません。プログラムの財政状況は楽ではありませんが、末期患者にもその家族にも金銭的な請求をしたことは一度もありません。私はアメリカ、カナダ、ヨーロッパの各地で、ワークショップと講演会を開いていて、講演に対しては謝礼をもらっています。そのおかげで、無料で患者たちの相談にのることができるのです。私はいかなる助成金も、その他いかなる団体からも金銭をもらったことがありません。末期患者の相談にのることは、牧師のおこなう奉仕活動と同じだと信じています。死の床にいる患者に料金を請求するなんて想像もできません。アメリカでは末期の長期疾患は莫大な費用がかかるというからだけでなく、これは人道的な奉仕活動であり、金を支払われるべきではないからです。私たちのなかでこの仕事を非常勤でやっている人は、自分と家族の生活を支える収入を得るために、他の仕事を見つけなくてはなりません。夫に資金援助をしてもらいたいとは思いませんが、自分が家族の生活を支える必要のない女性であることには、まぎれもない利点があります。

Q　もし先生が不治の病にかかり、死期が近いとわかったなら、お子さんたちにどのように伝えますか?

A　子どもの一人ずつといっしょにすわり、自分が重い病気にかかっていることを告げ、相手の質問に耳を傾け、すべての質問に対して隠し立てせず、率直に答えるでしょう。私たちは、不治の病にかかって、その結果家族に心の準備をさせる時間が充分あるという「特権」を、必ずしも与えられているわけではないのですから、いつ家族の死に直面しても覚悟ができているような子どもに育てるべきです。私たちはその日その日を真剣に生き、家族がともに過ごすあらゆるときを楽しむべきです。充実した人生が送れたという感謝とともに、思い出こそは、子どもたちに残してやれるただひとつの本当の贈り物なのですから。

訳者あとがき

本書は、Elisabeth Kübler-Ross : Questions and Answers on Death and Dying (1974) の新訳である。すでにわが国では、原著が出た翌年、故川口正吉氏の翻訳により、『死ぬ瞬間の対話』という邦題で出版されて以来、これまでに二十回以上版を重ねているが、この題名は、死にゆく人とそれを看取る人との間の「いまわのきわ」の対話を連想させるので、改訳にあたって、原題により即した題名に変えた。

題名が示す通り、セミナー、ワークショップ、講演会などで聴衆から出された質問と、それに対するキューブラー・ロスの回答を約三五〇集めたものであり、『死ぬ瞬間』の付録のような本である。

なお、著者キューブラー・ロスは、一九九五年に脳卒中で倒れて以後、仕事から退き、まさに「死を待つ」毎日を送っていたが、二〇〇四年八月二十四日に、七十八年の生涯を閉じた。

二〇〇四年十二月

鈴木　晶

本書は中公文庫のための訳し下ろしです。

中公文庫

「死《し》ぬ瞬間《しゅんかん》」をめぐる質《しつ》疑《ぎ》応《おう》答《とう》

2005年10月25日　初版発行
2015年 2 月28日　再版発行

著　者　エリザベス・キューブラー・ロス
訳　者　鈴《すず》 木《き》 晶《しょう》
発行者　大橋 善光
発行所　中央公論新社
〒104-8320　東京都中央区京橋2-8-7
電話　販売 03-3563-1431　編集 03-3563-2039
URL http://www.chuko.co.jp/

D T P　石田香織
印　刷　三晃印刷
製　本　小泉製本

Published by CHUOKORON-SHINSHA, INC.
Printed in Japan　ISBN4-12-204594-0 C1198

お-51-4
完璧な病室
小川洋子
病に冒された弟と姉との最後の日々を描く表題作、海燕新人文学賞受賞のデビュー作「揚羽蝶が壊れる時」ほか、透きとおるほどに繊細な最初期の四短篇収録。
204443-2

お-51-5
ミーナの行進
小川洋子
美しくて、かよわくて、本を愛したミーナ。あなたとの思い出は、損なわれることがない――懐かしい時代に育まれた、ふたりの少女と、家族の物語。谷崎潤一郎賞受賞作。
205158-4

お-51-6
人質の朗読会
小川洋子
慎み深い拍手で始まる朗読会。耳を澄ませるのは人質たちと見張り役の犯人、そして……。しみじみと深く胸を打つ、祈りにも似た小説世界。〈解説〉佐藤隆太
205912-2

か-57-1
物語が、始まる
川上弘美
砂場で拾った〈雛型〉との不思議なラブ・ストーリーを描く表題作ほか、奇妙で、ユーモラスで、どこか哀しい四つの幻想譚。芥川賞作家の処女短篇集。
203495-2

か-57-2
神様
川上弘美
四季おりおりに現れる不思議な生き物たちとのふれあいと別れを描く、うららでせつない九つの物語。ドゥ・マゴ文学賞、女流文学賞受賞。
203905-6

か-57-3
あるようなないような
川上弘美
うつろいゆく季節の匂いが呼びさます懐かしい情景、ゆるやかに紡がれるうつつと幻のあわいの世界。じんわりとおかしみ漂う味わい深い第一エッセイ集。
204105-9

か-57-4
光ってみえるもの、あれは
川上弘美
いつだって〈ふつう〉なのに、なんだか不自由……。生きることへの小さな違和感を抱えた、江戸翠、十六歳の夏。みずみずしい青春と家族の物語。
204759-4

か-57-5
夜の公園
川上弘美
わたしいま、しあわせなのかな。寄り添っているのに、届かないのはなぜ。たゆたい、変わりゆく男女の関係をそれぞれの視点で描き、恋愛の現実に深く分け入る長篇。
205137-9

各書目の下段の数字はISBNコードです。978－4－12が省略してあります。

か-57-6
これでよろしくて？
川上弘美
主婦の菜月は女たちの奇妙な会合に誘われて……夫婦、嫁姑、同僚。人との関わりに戸惑いを覚える貴女に好適。コミカルで奥深いガールズトーク小説。
205703-6

う-9-4
御馳走帖
内田百閒
朝はミルク、昼はもり蕎麦、夜は山海の珍味に舌鼓をうつ百閒先生の、窮乏時代から知友との会食まで食味の楽しみを綴った名随筆。〈解説〉平山三郎
202693-3

う-9-5
ノラや
内田百閒
ある日行方知れずになった野良猫の子ノラと居つきながらも病死したクルツ。二匹の愛猫にまつわる愛情と機知とに満ちた連作14篇。〈解説〉平山三郎
202784-8

う-9-6
一病息災
内田百閒
持病の発作に恐々としつつも医者の目を盗み麦酒をがぶがぶ……。ご存知百閒先生が、己の病、身体、健康について飄々と綴った随筆を集成したアンソロジー。
204220-9

う-9-7
東京焼盡《しょうじん》
内田百閒
空襲に明け暮れる太平洋戦争末期の日々を、文学の目と現実の目をないまぜつつ綴る日録。詩精神あふれる稀有の東京空襲体験記。
204340-4

う-9-8
恋日記
内田百閒
後に妻となる、親友の妹・清子への恋慕を吐露した恋日記。十六歳の年に書き始められた幻の「恋日記」第一帖ほか、鮮烈で野心的な青年百閒の文学的出発点。
204890-4

う-9-9
恋文
内田百閒
恋の結果は詩になることもありませう——百閒青年が後に妻となる清子に宛てた書簡集。家の反対にも屈せず結婚に至るまでの情熱溢れる恋文五十通。〈解説〉東　直子
204941-3

よ-17-9
酒中日記
吉行淳之介編
吉行淳之介、北杜夫、開高健、安岡章太郎、瀬戸内晴美、遠藤周作、阿川弘之、結城昌治、近藤啓太郎、生島治郎、水上勉他——作家の酒席をのぞき見る。
204507-1

各書目の下段の数字はISBNコードです。978－4－12が省略してあります。

き-6-16 **どくとるマンボウ途中下車** 北杜夫

旅好きというわけではないのに、旅好きとの誤解からマンボウ氏は旅立つ。そして旅先では必ず何かが起こるのだ。虚実ないまぜ、笑いうずまく快旅行記。

205628-2

き-6-17 **どくとるマンボウ医局記** 北杜夫

精神科医として勤める中で出逢った、奇妙きてれつな医師たち、奇行に悩みつつも憎めぬ心優しい患者たち。人間観察の目が光るエッセイ集。〈解説〉なだいなだ

205658-9

た-13-1 **富士** 武田泰淳

悠揚たる富士に見おろされた精神病院を題材に、人間の狂気と正常の謎にいどみ、深い人間哲学をくりひろげる武田文学の最高傑作。〈解説〉斎藤茂太

200021-6

た-13-3 **目まいのする散歩** 武田泰淳

近隣への散歩、ソビエトへの散歩が、いつしか時空を超えて読む者の胸中深く入りこみ、生の本質と意味を明かす野間文芸賞受賞作。〈解説〉後藤明生

200534-1

た-13-5 **十三妹《シイサンメイ》** 武田泰淳

強くて美貌でしっかり者。女賊として名を轟かせた十三妹は、良家の奥方に落ち着いたはずだったが……中国古典に取材した痛快新聞小説。〈解説〉田中芳樹

204020-5

た-15-4 **犬が星見た** ロシア旅行 武田百合子

生涯最後の旅を予感した夫武田泰淳とその友竹内好に同行し、旅中の出来事や風物を生き生きと捉え克明に描く。読売文学賞受賞作。〈解説〉色川武大

200894-6

た-15-5 **日日雑記** 武田百合子

天性の無垢な芸術者が、身辺の出来事や日日の想いを、時には繊細な感性で、時には大胆な発想で、心の赴くままに綴ったエッセイ集。〈解説〉巖谷國士

202796-1

も-4-1 **渋江抽斎** 森鷗外

推理小説を読む面白さ、鷗外文学の白眉。弘前津軽家の医官の伝記を調べ、その追求過程を作中に織り込んで伝記文学に新手法を開く。〈解説〉佐伯彰一

201563-0

よ-13-2
お医者さん・患者さん
吉村昭
患者にとっての良い医者、医者からみた良い患者とは？ 20歳からの大病の体験を冷厳にまたおかしく描き、医者と患者の良い関係を考える好エッセイ。
201224-0

よ-13-3
花渡る海
吉村昭
極寒のシベリアに漂着、わが国に初の西洋式種痘法をもたらしながら、発痘の花を咲かせることなく散った海の男の生涯を追う長篇。〈解説〉菅野昭正
201545-6

よ-13-4
蛍
吉村昭
ひっそりと危うく生き続ける人間たちをも見逃さない人生の出来事。ささやかな日常に潜む非現実をとらえて、心にしみ透る小説9篇。〈解説〉小笠原賢二
201578-4

よ-13-6
遅れた時計
吉村昭
ひたむきに生きてはいても、なぜか少しずつ軌道からはずれる人たち……。失意の人間を描いて人生の小宇宙を創り出す、秀作10篇。〈解説〉川西政明
201676-7

よ-13-7
月夜の魚
吉村昭
人は死に向って行列すると怯える小学二年生。蛍のように短い生を終えた少年。一家心中する工場主。さまざまな死の光景を描く名作集。〈解説〉奥野健男
201739-9

よ-13-8
蟹の縦ばい
吉村昭
小説家にとっての憩いとは何だろう。時には横ばいしない蟹のように仕事の日常を逸脱してみたい。真摯な作家の静謐でユーモラスなエッセイ集。
202014-6

よ-13-9
黒船
吉村昭
ペリー艦隊来航時に主席通詞としての重責を果し、のち日本初の本格的英和辞書を編纂した堀達之助の劇的な生涯をたどった歴史長篇。〈解説〉川西政明
202102-0

よ-13-10
碇星
吉村昭
葬儀に欠かせぬ男に、かつての上司から特別な頼みごとが……。表題作ほか全八篇。暮れゆく人生を静かに見つめ、生と死を慈しみをこめて描く作品集。
204120-2

コード	タイトル	サブタイトル	著者	解説	ISBN末尾
よ-13-11	帽子		吉村 昭	末期癌に冒された妻の最後の願いとは……。日常生活に潜む《非日常》を、短篇の名手でもある著者が精緻な文体で描いた珠玉の九篇。〈解説〉和田 宏	204256-8
よ-13-12	秋の街		吉村 昭	16年ぶりに刑務所の外を歩いた囚人。死を間近にして望郷の念に憑かれた重病人など、人生の重大場面に直面した人々の心理を描いた滋味溢れる短篇集。〈解説〉池上冬樹	204405-0
か-4-2	養生訓		貝原 益軒／松田道雄訳	益軒の身体的自叙伝ともいうべき「養生訓」は自然治癒の思想を基本とした自主的健康管理法で、現在でもなお実践的価値が高い。〈解説〉松田道雄	200442-9
や-39-1	認められぬ病	現代医療への根源的問い	柳澤 桂子	長い闘病生活を通して、現代医療の危険な体質を根源的に問い、患者心理を率直にしながら苦悩に耐えて生きる道を示した感動の書。〈解説〉柳原邦男	203067-1
や-47-1	がん患者学Ⅰ	長期生存患者たちに学ぶ	柳原 和子	現代医療の予測を遥かに超えて長期生存を遂げた患者たち。彼らはどのようにがんと闘ってきたのか。自らががん患者である著者による魂の記録。〈解説〉岸本葉子	204343-5
や-47-2	がん患者学Ⅱ	専門家との対話・闘病の記録	柳原 和子	自らがん患者である著者が、現代がん医療のあるべき姿を求めて多くの患者と医療関係者を訪ね、ともに思考した魂のノンフィクション、第二弾！〈解説〉後藤正治	204350-3
や-47-3	がん患者学Ⅲ	がん生還者たち──病から生まれ出づるもの	柳原 和子	患者をボディと見る医療に患者を救済できますか？がん患者の著者が、NHK「がん患者に学ぶ」での日米取材を基に、「希望」を探求。〈解説〉白石一文	204368-8
や-47-4	百万回の永訣	がん再発日記	柳原 和子	初発から六年後、がんが再発。「早ければ半年」と告げられた後の彷徨いから、医師と信頼を築くまで、「死」をみつめて積み重ねた「生」の記録。〈解説〉田口ランディ	205135-5

各書目の下段の数字はISBNコードです。978-4-12が省略してあります。